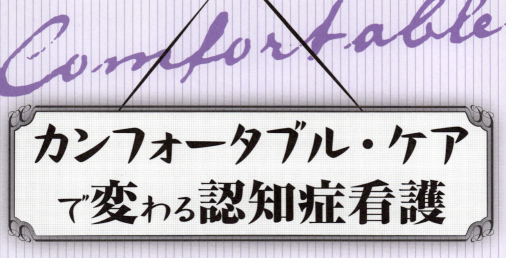

カンフォータブル・ケア
で変わる認知症看護

著 南 敦司 医療法人北仁会旭山病院

精神看護出版

はじめに

いま求められる認知症看護の質

　本書をお手に取っていただきありがとうございます。

　認知症問題が社会で認知され，専門，一般を問わず，講演会，研修会，書籍，インターネット配信などさまざまなメディアで取り扱われています。それだけ世の中の関心が高く，認知症者への対応に苦慮されていることの表れであろうと存じます。

　これまでの認知症看護教育では，認知症者への正しいケアメソッドを提供できているとは言い難い状況が続いていました。また認知症者が入院治療を行う際，現場の医療者は不適切な対応をくり返すことで，二重，三重の苦悩を認知症者とその家族に強いる傾向にありました。介護保険施設でも同様に，「認知症対応型」という名称をもっているにもかかわらず，認知症周辺症状への対応が不十分であるため，認知症者のとる行動を「問題行動」と認識し，「対応困難」との理由で他施設や精神科病院への転院を進めることが多い現状があります。

　精神科病院では，認知症周辺症状への治療として身体拘束，抗精神病薬の過剰投与が行われることがあります。これらの治療行為は認知症周辺症状の改善に効果がないばかりでなく，認知症の本質的症状である認知症中核症状まで進行を早め，身体機能にも悪影響を与えます。

　これから老年期を迎える国民の多くが，「認知症にだけはなりたくないねえ」と口をそろえておっしゃられます。この誰もが共通する感覚の要因は，これまで行われてきた認知症者に対する医療の対応を目の当たりにしてきたからなのではないでしょうか。「認知症になったら人生終わりだよ」と悲観的におっしゃられる方もおられます。その方々の認知症者へのイメージに認知症医療の姿が反映されているとしたら，とても悲しいことではないでしょうか。

　これからの超高齢社会を認知症医療抜きで構築することはできません。待ったなしの状況です。今回，執筆させていただきました本書『カンフォータブル・ケアで変わる認知症看護』は，これまで困難に感じることが多かった認知症者への対応を系統

化，技術化することにより，病院や施設で直接ケアにあたるスタッフの方が「もう認知症看護で悩まなくて済む。認知症看護って楽しい」と感じるようなケアメソッドを提唱しております。そして，そのケアメソッドの目的はもちろん認知症者の「その人らしい生活を支える」という大きな目的が達成され，認知症になってもイキイキと生活を送ることです。

　筆者は長年，精神科医療に携わってきた看護師です。看護の現場で多くの認知症者とそのご家族との出会いを経験し，現在の認知症医療の問題と矛盾を目の当たりにしました。その中で現場のスタッフとともに，少しでも認知症者とそのご家族に笑顔と安心が提供できないかを試行錯誤してまいりました。その集積が本書でご紹介する内容です。

　認知症看護の技術を高めたいと考えておられる方，認知症看護，介護が苦手で現場から逃げ出してしまいたいと思っている方，現場の管理に悩まれておられる管理者の方，すべての認知症医療，介護，教育に携わる方にご一読いただけましたら幸いです。

2018年　8月吉日　南　敦司

本書をご利用いただくにあたって

認知症看護の3本柱

　本書のタイトルは「カンフォータブル・ケアで変わる認知症看護」ですが，カンフォータブル・ケアは，筆者が提唱する認知症ケアメソッドの要素の中で中心的な役割をはたしています。ただ，「カンフォータブル・ケア」と同時に，「アクティビティ・ケア」「身体拘束最小化」への取り組みを行うことにより，認知症者へのケアが最適化されると筆者は考えています。本編に入る前にカンフォータブル・ケア，アクティビティ・ケア，身体拘束最小化についてそれぞれの意味づけと関連性を簡単にご紹介いたします(図1)。

カンフォータブル・ケア

　カンフォータブル・ケアはすべての認知症者への対応を行う人が，身につけておくべき対応技術です。10項目の技術で構成され，状況に応じて適切に技術を使用すること，切れ間なく全スタッフがケア技術を行うことにより，認知症周辺症状の緩和に効果が期待できます。またケアスタッフが抱きやすい認知症者に対する苛立ちや腹立たしさなどの「陰性感情」が生じにくくなるため，ケアスタッフのモチベーション向上，燃え尽き症候群防止，虐待防止にも効果が期待できます。

アクティビティ・ケア

　認知症者は認知症性疾患が進行する過程の中で刺激に反応する能力が低下していきます。そのため，認知症看護では刺激に反応する能力を維持するためのケア技術が必要となります。それが「アクティビティ・ケア」です。アクティビティ・ケアにはレクリエーションや作業，音楽，園芸，回想などの各種療法を含むプログラム化された技術と，日常生活援助全般に切れ間なく良質の刺激を提供するための技術があ

ります．本書では，前者を狭義のアクティビティ・ケア，後者を広義のアクティビティ・ケアといいます．

3 身体拘束最小化

認知症医療の現場でしばしば問題となる医療行為に，身体拘束があります．身体拘束は認知症者の意図と反して身体の自由を奪う行為をさします．その際，拘束器具が使用されますが，認知症者にとって身体拘束を行われることは最大の不快，苦痛であることは間違いありません．また身体拘束は身体への侵襲も大きく，認知症者の生命予後にも悪影響を与えかねない行為なのです．カンフォータブル・ケアで不快を取り除き，快刺激を提供しようと努めても，根本的に身体の自由を奪われた状態では効果はありません．そのため，認知症看護を適正化する目的で「認知症者への身体拘束最小化」を行うことが必須となるのです．

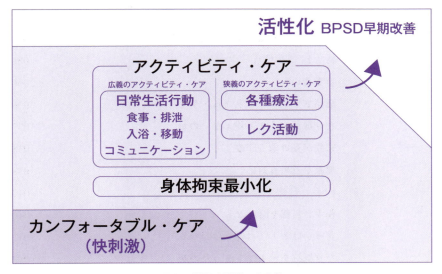

図1　認知症看護の3本柱

はじめに——いま求められる認知症看護の質　　　　　　　ii

本書をご利用いただくにあたって——認知症看護の3本柱　　iv

カンフォータブル・ケア

カンフォータブル・ケアの成り立ち　　　　　　　　　012
　はじめに　　　　　　　　　　　　　　　　　　　　012
　ある医師の言葉が私を突き動かした　　　　　　　　012
　カンフォータブル・ケアって何？　　　　　　　　　013
　認知症という疾患について理解しよう　　　　　　　014
　大脳生理からみた中核症状・周辺症状　　　　　　　016

快刺激と不快刺激について考える　　　　　　　　　020
　ヒトにとって快刺激・不快刺激とは　　　　　　　　020
　五感を通じて入力される刺激を快・不快に分類する　021

カンフォータブル・ケア10項目の技術
　#01　常に笑顔で対応する　　　　　　　　　　　032
　　常に笑顔で対応する　　　　　　　　　　　　　　032

　#02　常に敬語を使う　　　　　　　　　　　　　036
　　言葉遣い　　　　　　　　　　　　　　　　　　　036
　　敬語とカンフォータブル・ケア　　　　　　　　　036
　　なぜ敬語がうまく使えないのか　　　　　　　　　037
　　家族が受け取る印象　　　　　　　　　　　　　　038
　　尊厳を貶める対応　　　　　　　　　　　　　　　038

　#03　相手と目線を合わせる　　　　　　　　　　040
　　相手と目線を合わせる　　　　　　　　　　　　　040
　　きっかけとして目線を合わせる　　　　　　　　　041
　　なぜ抵抗を示してしまったのか　　　　　　　　　042
　　「目線を合わせる」ためのコツ　　　　　　　　　043

#04	相手にやさしく触れる	045
	「触れる」という技術	045
	触覚刺激について	045
	触れられることについて	046
	「触れる」という行為について	050
#05	相手をほめる	052
	ほめられるとなぜ心地よくなるのか	052
	ほめるケア技術の実践	053
#06	こちらから謝る態度をみせる	057
	怒りをケアする	057
#07	不快なことは素早く終わらせる	060
	避けて通れない不快刺激を含むケア	060
	場面からみる「不快なことは素早く終わらせる」ケア	060
#08	演じる要素をもつ	064
	演じるとは	064
	看護において演じるということ	064
	効果的に演じるためのポイント	065
#09	気持ちに余裕をもつ	068
	気持ちのもち方に関する技術	068
	「忙しい」=心を亡くす	068
	「気持ちに余裕をもつ」ポイント	069
#10	相手に関心を向ける	072
	特に重要な技術「相手に関心を向ける」	072
	「関心の向き」を意識する	072
	場面からみる「関心の向け方」①	072
	場面からみる「関心の向け方」②	074
	カンフォータブル・ケアは相手への関心から生まれた	076
	カンフォータブル・ケア技術の解説終了にあたって	077

事例でみるカンフォータブル・ケア	078
現場で活かすカンフォータブル・ケア	078
事例1　徘徊	078
事例2　ケアの拒否	080
事例3　頻回な訴え	082
おわりに	084

part 2　アクティビティ・ケア

アクティビティ・ケアとは	086
アクティビティ・ケアの重要性について考える	086
アクティビティ・ケアの成り立ち	088
狭義のアクティビティ・ケア	089
狭義のアクティビティ・ケアの実際	089
作業療法士との協働	092
看護師が行うレクリエーション	093
広義のアクティビティ・ケア	095
前項のおさらい	095
広義のアクティビティ・ケアの重要性	095
アクティビティ・ケアの5項目	
#01　食事	097
食事のアクティビティ・ケア	097
食事のアクティビティ・ケアのポイント	099
#02　排泄	105
排泄という行為	105
排泄ケアの誤り	105
排泄のアクティビティ・ケア	109
巣鴨のとげぬき地蔵さん	111

#03 入浴 ... 113
- 認知症者と整容 ... 113
- 認知症者と入浴 ... 113
- 病棟における入浴介助の誤ったケア ... 115
- 入浴のアクティビティ・ケア ... 116
- おもてなしという意識 ... 116
- 「温泉のような環境づくり」のポイント ... 117

#04 移動 ... 120
- 移動という行為 ... 120
- 認知症者にとっての移動 ... 121
- アクティビティ・ケア「移動」のポイント ... 122
- ヒトは立つ・歩く・動くという視点をもつ ... 128

#05 コミュニケーション ... 129
- コミュニケーションのもつ意味 ... 129
- 認知症者とコミュニケーション ... 129
- カンフォータブル・ケアとコミュニケーション ... 130
- アクティビティ・ケアを用いたコミュニケーションのポイント ... 131

part 3　身体拘束最小化

カンフォータブル・ケアと身体拘束① ... 138
- 認知症が社会問題化した背景 ... 138
- 介護現場における身体拘束廃止と精神科病院の認知症医療の始まり ... 139
- 介護現場では本当に身体拘束ゼロを達成したのだろうか ... 140
- 看護現場の混乱と過ち ... 141
- 身体拘束をやめることから始まる認知症看護 ... 143
- 精神科病院がめざすべき認知症看護 ... 145

カンフォータブル・ケアと身体拘束②	148
身体拘束を行わずにケアを行う方法	148
「身体拘束0作戦」の取り組み−第一印象	148
師長に就任	149
変化し始めるスタッフ	150
「もう戻りたくありません」−身体拘束ありきとの決別	151
身体拘束最小化を行うための管理的視点	
−組織として取り組む	152
神話からの脱却	153
すべてはマネジャーの手腕に	155
変革は精神科病院の内から	156

家族ケア

認知症ケアに欠かせない家族ケア	160
家族ケアについて	160
認知症家族のたどる心理的ステップの特徴	160
家族の感情表出	165
家族の危機的感情表出に対するケア	166
危機的感情表出の原因	168
おわりに−読者のみなさまにメッセージ	172

本書で紹介しているカンフォータブル・ケア10項目の技術を，動画でご覧いただけます。
閲覧方法：お手持ちのスマートフォンでQRコードを読み取っていただくか，小社webサイト内の本書紹介ページにある『動画で学ぶカンフォータブル・ケア』をクリックしてください。

Comfortable

part 1
カンフォータブル・ケア

カンフォータブル・ケアは，認知症周辺症状の早期緩和に有効な患者対応技術です。技術である以上，1つ1つの項目にポイントとなる「方法」があります。本章ではカンフォータブル・ケアを技術として利用するための方法についてお伝えします。

カンフォータブル・ケアの成り立ち

はじめに

　2025年問題をもち出すまでもなく，精神科病院に勤務していると，認知症者の増加を実感します。そのなかで私たち精神科病院に勤務する看護師は，本当に適切な看護を提供できているのでしょうか。

　私が認知症病棟の師長に就任し病棟運営を任された時期，精神科病院における認知症者への看護はまだ黎明期であり，決して専門性の高い看護領域であるとは言えませんでした。ちょうど病院機能分化が進み，急性期治療や重度かつ慢性精神疾患患者に対する看護の専門性が構築された時期とも重なり，精神科病院での認知症看護の専門性を構築し，質の向上について意識する必要性を感じていました。

ある医師の言葉が私を突き動かした

　私が認知症看護について日々模索としていた時期，ある医師から「精神医学では老年期精神障害，認知症に関する知の集積は進んでいるが，看護はそれについてこれていない。例えば，認知症を疾患別に理解して看護するということができている病院は皆無でしょう。認知症の看護の専門性を高めるということは，まず専門知識にもとづく看護を構築すること。いまそれができないと，認知症看護はいつまでも変わらない」というご意見と励ましをいただきました。私はその言葉に支えられ，今日まで精神科病院における認知症看護について研鑽してまいりました。

　「カンフォータブル・ケア」という耳慣れない言葉は，私の造語です。現場で認知症看護にお悩みの方，もっと効果的に認知症看護を行いたいと考えている方，認知症者を受け入れる病棟の管理をされている方

に参考にしていただければ幸いです。

カンフォータブル・ケアって何？

先にも述べましたが，カンフォータブル・ケアとは私が考案した造語です。カンフォータブルとは英語で，「心地よいこと，快刺激」と訳されます。すなわちカンフォータブル・ケアとは認知症者が心地よいと感じる刺激を提供することで認知症周辺症状を軽減するためのケア技術です。

カンフォータブル・ケアでは，下記の10項目の実践を行うことをさします。

#01 常に笑顔で対応する
#02 常に敬語を使う
#03 相手と目線を合わせる
#04 相手にやさしく触れる
#05 相手をほめる
#06 こちらから謝る態度をみせる
#07 不快なことは素早く終わらせる
#08 演じる要素をもつ
#09 気持ちに余裕をもつ
#10 相手に関心を向ける

一見すると「あたりまえの対応だ，何をいまさら」と感じる方も多いのではないでしょうか。私もその通りだと思います。しかし，このあたりまえのことを実践しつづけることは案外と難しいのです。継続していくためには，カンフォータブル・ケアがなぜ有効なのか，その根拠を理解すること。さらに実践して実感を得ることが大切です。逆に，たったこれだけのことを実践すれば，これまで対応困難と感じていた認知症周辺症状が「いい感じ」に解決するのです。

認知症という疾患について理解しよう

　認知症の定義は「正常に発達した認知機能がなんらかの要因（脳器質障害）により障害を受ける疾患の総称」です。つまり認知症は単一疾患をさす名称ではなく，認知症をきたす様々な疾患の総称であるといえます。例えば，よく知られているアルツハイマー型認知症（AD）やレビー小体型認知症（DLB）などは「一次変性性認知症」に分類されます。

　次に中核症状と周辺症状について説明します。中核症状と周辺症状の概念は，元来認知症疾患のなかでもっとも罹患者が多いアルツハイマー型認知症において提唱されたものですが，ほかの認知症性疾患にも概ね応用できます(図1)。

　中核症状は認知症性疾患の本来の症状群です。記憶障害，失認，失行，失語，実行機能障害が該当します。認知症を発症するとこれらの症状が徐々に進行し，日常生活全般に影響します。認知症が進行したと評価されるのは，この中核症状の進行をさします。現在，中核症状の進行の抑制については様々な研究がなされていますが，根本的な治療薬は開発されておらず，発症すると緩やかに進行します(図2)。

　一方，周辺症状は中核症状による心理的葛藤や不安により生じる心理・行動上の異常をさします。認知症を発症すると記憶障害から「ここはどこ？　あなたは誰？　私はなぜここにいるの」という混乱，困惑の感覚にとらわれやすくなります。想像してみてください。ここがどこなのか，自分が何をしているのか，目の前にいる人が誰なのか，自分の大切なものが急になくなったり，思い出せなくなったら……。とても怖いですね。とても不安ですね。これらの感覚が極度の不安，恐怖につながり，心理・行動の異常といわれる周辺症状を生む要因となるのです(図3)。

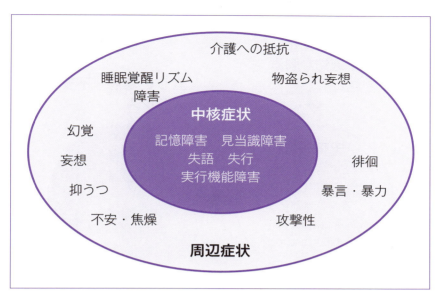

図1　中核症状・周辺症状のモデル

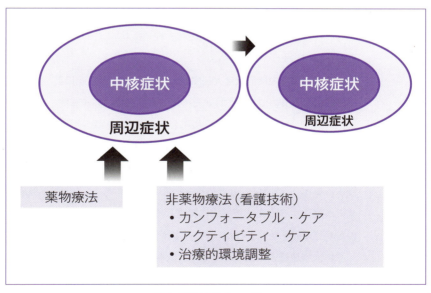

図2　認知症治療モデル

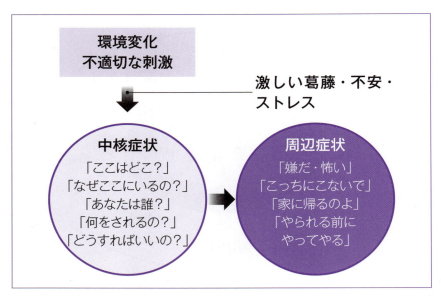

図3　周辺症状発症のメカニズムモデル

大脳生理からみた中核症状・周辺症状

　もう一歩進んで，認知症中核症状と周辺症状のメカニズムを大脳生理から説明します。

　多くの認知症中核症状は大脳皮質（前頭葉，側頭葉，頭頂葉，後頭葉）の障害によるものです(表1)。その中でも前頭葉は高等感情（ヒト特有の感情機能，ヒトがヒトらしい根拠となる感情）をつかさどります。この高等感情のなかに相手の立場に立って考えること，自分の欲求より相手の欲求を優先させて考え，行動する（端的にいえば「やさしさ」や「我慢すること」「道徳観」）などの抑制機能があります。この前頭葉機能はヒトが進化するうえで特異的に発達した機能であるといわれます。そのため認知症を発症すると，その症状が際立って見えやすいのです。

　次に大脳辺縁系の説明をします。大脳辺縁系は大脳古皮質とも呼ばれる器官で，哺乳類全般に備わっています。この器官は生物が生命を維持するためにとても重要な器官です。この器官の機能は五感を通じ

表1　大脳皮質由来の症状の例

前頭葉症状	側頭葉外側症状	側頭葉内側症状	頭頂葉症状	後頭葉症状
常同行為，衝動性，食行動異常，感情失禁，脱抑制，即時記憶障害	語義失語	強い記憶障害	地誌的見当識障害（迷子）	幻視

て取り込んだ刺激を，過去の記憶と照らし合わせて安全か危険か，快か不快かを判断し，からだと心に適切な反応を起こすことです。

　例えば，草食動物のウサギが肉食動物であるオオカミのにおいを嗅いだとき，「このにおいはオオカミのにおいだ。ここにいたら食べられてしまう。逃げろ！」という反応を起こします。このときウサギの脳内ではこのようなことが起こっています。

①オオカミのにおいを嗅神経で知覚する。
②嗅神経から送られたシグナルを大脳辺縁系と海馬が連動して過去の記憶と照らし合わせる。
③過去の記憶からオオカミは危険であると判断する。
④身体的には心拍数増加，呼吸数増加，血圧上昇，筋緊張などが，精神的には意識過覚醒を伴う緊張，興奮，感覚過敏など，交感神経の反応が起こる。
⑤生命の危険に直面すると大脳辺縁系は交感神経を刺激し，2つの「トウソウ」反応を起こす。

　すなわち「逃走」と「闘争」である（オオカミという不快刺激からまず「逃走」しようとする。しかし，「逃走」できなかったウサギはオオカミに命がけで立ち向かう「闘争」を行う）。

　ヒト（健常者）は前頭葉の抑制機能が働くため，不快刺激を取り込んでも状況に応じて行動化することを抑制できます。しかし認知症に罹患し，前頭葉機能低下が生じると，この抑制機能がうまく働かず，不快刺激を知覚すると不快への反応が2つの「トウソウ」を起こします。

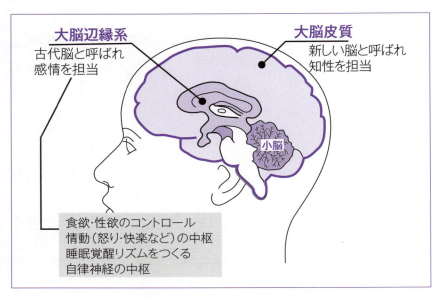

図4　大脳皮質と大脳辺縁系の関係

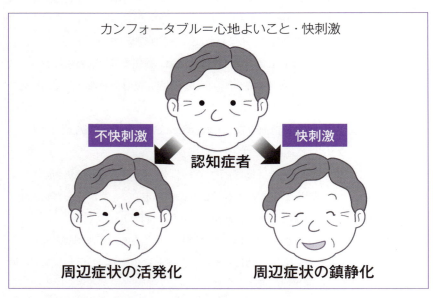

図5　認知症者への基本的な対応方法／快刺激に着目したカンフォータブル・ケアの実践

その反応が心理・行動の異常として直接的に現れるのです。認知症者は大脳皮質機能低下が目立ちますが，大脳辺縁系の機能は健常に保たれていることが多いのです。そのため，快刺激にも不快刺激にも直接的な反応が起こりやすいのです**(図4)**。

　以上の機序からカンフォータブル・ケアは周辺症状の要因となる不快刺激をできる限り取り除き，快刺激を中心とした刺激を提供することで認知症周辺症状の緩和，鎮静化に効果があるのです**(図5)**。

―――――――――⊙引用・参考文献⊙―――――――――

1) 河野和彦：認知症治療のベストアンサー――コウノメソッドによる王道処方．中外医学社，p 5-6, 2013.

快刺激と不快刺激について考える

ヒトにとって快刺激・不快刺激とは

　　　　認知機能にかかわる刺激は，五感を通じて末梢神経から入力され，中枢神経（大脳皮質）で認知され，思考，行動，発言，意思など，ヒトとしての高等反応と，生命維持のための臓器活動を支えています（ただし，五感のうちで嗅覚だけは中枢神経に直接刺激が入力されます）。

　刺激には入力されると心地よいと感じる快刺激と，入力されると心地よくないと感じる不快刺激に分類されます。生物は原則，心地よいと感じる快刺激を求め，心地よくないと感じる不快刺激からは遠ざかろうとする本能的行動をとります。この能力はすべての生物に普遍的に備わった能力であるとともに，生命維持のために欠くことのできない能力なのです。

　野生動物の多くは，この刺激への反応に対して忠実に行動します。肉食動物であれば，餌となる草食動物を視覚と嗅覚で認識すると，「うまそうだな，早く食べたい」と狩りのスイッチが入ります。これは視覚と嗅覚により美味しそうな食べ物が近くにいるという快刺激に反応し，狩りを行うという行動が起こるのです。反対に草食動物では，天敵となる肉食動物を視覚と嗅覚で認識すると，「これは危ない。このままでは食べられてしまう」と防御のスイッチが入ります。これは視覚と嗅覚から入力された刺激が，不快刺激であると認識したことで起こる防御のための行動です。このように野生動物にとって快，不快刺激に俊敏に反応し，行動化することは生命を維持するうえで，非常に重要な機能であるといえます。

　われわれヒトもほかの野生生物と同様に，刺激への反応が本能的に備わっています。しかしヒトは進化の過程で，不快反応を抑制（我慢）

するという心理，行動特性を身につけました。これが理性（道徳観，倫理観，秩序，社会常識を含む），知性と呼ばれる脳機能です。この理性，知性の首座は前頭葉にあります。

　文明の発達とともに，ヒトにとって生命の危機にさらされるような不快刺激は激減しました。ただヒトは集団を形成し，言語をもち，他者と情緒的コミュニケーションをはかることで生じる様々な軋轢，葛藤にさらされるようになりました。こうした軋轢，葛藤をストレスと呼びます。ストレスは不快刺激であるため，心理，行動に大きな影響を与えますが，その影響によって生活が破綻しないよう，その不快刺激を抑制しているのです。

　認知症を発症すると，不快刺激への抑制機能が前頭葉機能の衰退により障害されます。そのため不快刺激に対する反応に抑制がかからず，ダイレクトに行動化しやすくなります。反対に快刺激にもダイレクトに反応が起こります。カンフォータブル・ケアはこの認知症者の脳機能特性を活用したケア技術です。生活の中で生じる様々な刺激を快刺激中心で提供することで，認知症者の不快反応を軽減し，周辺症状の改善につながるのです。

五感を通じて入力される刺激を快・不快に分類する

1）視覚

　「老化の自覚は視覚から」といわれることもあり，私も40歳代になってそれまで無縁だった眼鏡を使用しはじめ，最近では遠近両用眼鏡を使用するようになりました。このように，様々な視覚に対する違和感，障害が高齢化とともに顕著になります。近視や乱視など青年期から存在する視覚異常は徐々に悪化し，一般に老眼といわれる遠視も併発するようになります。視度調節機能以外に虹彩反射機能障害も高齢者に高頻度でみられる症状です。明順応障害，暗順応障害といわれる症状で，うす暗い環境から急に明るい環境に移動する（その逆の場合もある）と虹彩の反射機能が遅れ，必要以上に光量を取り込んだり，必要な光量

が取り込めなかったりします。これらの症状は主に前者は視度調節機能の低下，後者は虹彩反射機能の低下によるもので，老化に伴い誰にでも出現する可能性があります。そのほか網膜変性疾患，白内障による硝子体の混濁などにより，視覚情報は高齢になるほど正確性を欠き，情報量も低下する傾向にあります。

　脳血管性認知症に見られる半側空間無視，半側空間失認という症状があります。この症状は障害された大脳半球の反対側の空間がうまく認識できない，または存在自体を無視してしまうという症状です。この症状が見られる認知症者は，空間認知機能障害がある側からのコミュニケーションアプローチや，食事，物品の配置にうまく対応できず混乱します。できる限り健側からのアプローチを心がけることで，生活援助がスムーズに行えるようになります。

　レビー小体型認知症では，大脳皮質障害の中で後頭葉障害がほかの認知症よりも顕著に出現します。後頭葉は視覚認知機能をつかさどります。そのため眼球，網膜，視神経を通過した視覚情報を正確に認知することが障害されやすいのです。特異的症状として巨大視（実際よりも物体が大きく見える，部分的に生じることもある），矮小視（実際よりも物体が小さく見える，部分的に生じることもある），変形視（物体が歪んで見える），色彩知覚障害（物体の色彩認知が困難になり本来と違った色彩に見える），幻視（実際にない物体が見える），錯視（実際に存在する物体を違う物体と認識する）などの視覚認知機能障害が生じやすく，その障害は常時生じることはまれで，レビー小体型認知症の特異的症状である意識変容時に併発することが多いという特徴があります。視覚の快刺激・不快刺激の例は**表2，3**の通りです。

　病院内の生活環境の中で視覚に快刺激を提供するための工夫として照明や壁，床の材料を考慮するとよいでしょう。照明では暖色光（黄色からオレンジ色）には気持ちを落ちつけ，眠気を促す効果があります。反対に白色光（青白から白）には集中力や覚醒を促す効果があるといわれます。これまでの病院の照明は蛍光灯を使用することが多く，昼夜

表2　視覚の快刺激の例

- 笑顔，優しい顔
- 馴染みの人物の顔（家族，友人，ケアスタッフなど）
- 美しい風景（自然の風景，海，山，川，滝，四季の風景など）
- 懐かしい風景（生まれ故郷，かつて暮らした街，懐かしい道具や家具など）
- 実際に生活していた場所の風景
- 個人の愛用品
- 整理された環境
- 明るすぎない，暗すぎない
- 色のコントラストが鮮明すぎない
- 無地の壁紙，模様のない廊下，など

表3　視覚の不快刺激の例

- 無表情，怒っている顔，睨みつけるような顔，顔なじみでない人の顔
- 馴染みのない場所，馴染みのない品に囲まれる
- 雑然と整理されていない
- 明るすぎる，暗すぎる
- 色のコントラストが鮮明すぎる
- 壁紙に模様が入っている
- 廊下に模様が入っている，など

を問わず白色光の中で生活を送ることになるのですが，この状況では夜になっても自然な眠気を催すことはなく，かえって脳を賦活化させてしまい，せん妄につながりやすいのです。昼夜で白色光と暖色光を切り替えることで，自然な眠気を催す環境の提供が可能になります。

　壁や，床の材質やデザインには，それぞれの病院のこだわりやデザイン性の追求ということが加味されているでしょう。なかには幾何学模様をあしらっていたり，色目を変えるための腰板を使用したり，デザインとしてはとても凝っており，おしゃれに見えるのですが，認知症者にとっては視覚の混乱を招く要因となりやすいのです。例えば，壁紙に幾何学模様があしらわれていたりすると，その模様を立体に感じたり，何か別の模様，人の顔に見えたりして落ちつかないということが起こる可能性があります。床のデザインでいうとストライプや格子の模様が入っていると，その変化を立体的に感じて歩行時の混乱を招きやすいのです。そのため，多少殺風景ではありますが，壁も床も

単色で統一し，その色も奇抜なものではなく，薄いパステルカラーなどを使用することで，視覚からの無用な混乱を回避することができます。

2) 聴覚

ヒトは，高齢になると「耳が遠くなる」という現象が起こりやすくなります。いわゆる難聴といわれる症状ですが，加齢とともに発症率は上がります。一般に高齢化することで高音域の識別が困難になり，低音域が聞き取りやすくなる傾向が見られます。そのため，難聴の方に大きな声で話しかけても伝わりにくいと感じても，ひそひそ話でその人のうわさなどをしていると，しっかり聞こえているということがあり，健常者からはアンバランスな印象をもたれやすい症状です。

認知症者の聴覚障害で特異的に見られる症状として，音源の方向性に対する認知が障害されることがあります。話しかけられている音や声は聞こえていても，その方向を察知することができず，自分に話しかけられているのかわからないという症状です。また注意，関心の低下が聴覚認知に影響していることもあります。音（言葉）を聞く，その音（言葉）が何を意味しているか理解する。相手に適切に応答するという一連の反応レスポンスが悪くなると，聞こえていないのではないかと誤解してしまいがちです。前頭側頭葉型認知症に見られる非流暢性失語（言葉を流暢に操って話すことが障害される），語義失語（言語は流暢に扱えるが意味理解が障害される）などの言語障害が見られる場合も，聴覚からの刺激にうまく対応できず混乱の原因となります。

認知症者への音楽の提供は，高齢者であるという前提により演歌や唱歌が選択されることが多いのではないでしょうか。集団内の多数にマッチするという意味では演歌や唱歌でも構わないのですが，「演歌は嫌い。クラッシック，ジャズがいい」と言われる方もおられます。中にはロックやニューミュージックを好まれる方もおられますので，その場にふさわしい音楽の選定を心がけましょう。認知症者に音楽療法や

音楽レクリエーションで，唱歌を使用することに違和感を覚える方もおられると思います。確かに子ども扱いをしているように感じるのかもしれませんが，唱歌は多くの認知症者に音楽として記憶し定着しています。そのため，重度認知機能障害の方でも自然と口ずさみ，楽しむことができます。また唱歌には子ども時代の郷愁を呼び起こすという回想法的効果もあるため，脳機能活性化にも有効です。

不快な聴覚刺激の代表といえば，「黒板をひっかく音」といわれる高周波音でしょう。病院内でこの音を聞くことはまれなのですが，病院内の環境音の中にも聴覚に不快刺激となる音は多く潜んでいます。例えば夜勤ラウンド時のナースシューズとリノリュームがこすれる靴音，モニター類の警報音，自分に関係のない内容の話し声，不用意な扉の開閉音などです。これらの音には，少し配慮を行えば防ぐことのできる音が多いのですが，無意識に音を立てている場合が多いのです。

音楽療法では積極的に音楽のもつ大脳皮質への刺激を，効果的に認知症治療に取り入れる試みがなされます。その効果は絶大で，少しアップテンポで明るい曲調の音楽を使用すると，低刺激状態に陥っている認知症者への賦活化に役立ち，刺激への反応性を向上させます。反対に夕方に起こりやすい「たそがれ症候群」の雰囲気が病棟に満ちているときなど，認知症者はその雰囲気に飲み込まれやすく，病棟全体がザワザワとした雰囲気になります。その際はゆったりとしたテンポで落ち着いた曲調の音楽を使用すると，全体の雰囲気をコントロールすることができます。このように音楽は情意に作用し，比較的簡単に情意の賦活化，鎮静化の両方に効果が期待でき，それが日常生活全般によい影響を及ぼすのです。聴覚の快刺激・不快刺激の例は表4，5の通りです。

3) 嗅覚

嗅神経はほかの知覚神経と異なり，神経レセプターからほぼ直接的に大脳辺縁系に刺激を送ります。鼻孔の奥のレセプターでにおい分子

表4　聴覚の快刺激の例

- 笑い声，やさしい声，穏やかな声，好きな人の声，ゆっくりとした話し声，わかりやすい表現
- 環境音：雨音，滝の音，波の音，笹ずれの音，川のせせらぎ
- 音量が大きすぎず，小さすぎない
- 歌，音楽（自分が好むもの）
- 心地よいリズム
- ほめられる，喜ばれる，謝られる（言葉）

表5　聴覚の不快刺激の例

- 怒っている声，怒鳴り声，嫌いな人の声，早口，難解な表現
- 環境音，騒音，不協音，雑音，高周波音
- 音量が大きすぎる，小さすぎる
- 歌，音楽（自分が好まないもの）
- けなされる，蔑まれる，指図される（言葉）

を感知すると，大脳辺縁系にある扁桃体，海馬に信号を送ります。野生動物は嗅覚機能がとても鋭敏で，発情期に分泌される性腺分泌物のにおいを敏感に察知し繁殖行動を起こしたり，数キロ離れた天敵のにおいを感知することができます。嗅覚には野生動物における生命維持のための情報収集を行う重要なレーダーの役割があります。扁桃体は五感を通じて入力された刺激が好きか嫌いか，快か不快か，安全か危険かを海馬と連携して過去の記憶と照らし合わせ判断し，刺激に応じた自律神経反応を起こします。ヒトは進化の過程で嗅神経の機能が衰退してしまいました。しかし，嗅神経のメカニズムは野生動物と同様に刺激が直接大脳辺縁系を刺激することに変わりはありません。そのため，嗅覚刺激はほかの知覚刺激よりも快，不快反応を惹起しやすい刺激なのです。

　嗅覚刺激の特徴は個人差が大きいということです。好きな食べ物を例にとると，納豆が好きな人は納豆のにおいを嗅ぐと，「美味しそうなにおいがする」と快刺激と認知し食欲が増進されますが，納豆が嫌いな人では，「納豆くさい，不快でたまらん」と不快刺激と認知され食欲が

減退します。このように嗅覚刺激は個人の嗜好や生活史，文化的背景に影響されるため，ほかの感覚器のように具体例を多く示すことが難しいのです。しかし共通するにおいの特徴として，腐敗臭はおおむね不快刺激であるといえます。腐敗臭を放つ物質を口にすると，身体に悪影響があることを遺伝子レベルで共有できており，そのため腐敗臭は嗅覚刺激の中で特に強力な不快反応（嘔気，嘔吐など）をもたらすのです。腐敗臭の中には水が腐ったにおい（雑巾くさい，ドブ川，ヘドロなど），食物が腐ったにおい（食品発酵を除く），排泄物のにおい（排泄物は腸内で食物を強制的に腐敗させたにおい）などが含まれます。腐敗臭は雑菌が繁殖して有機物を分解する際に生じるにおいのため，腐敗臭がするものを口に入れると危険であると認知し，不快反応を起こそうとするのです。

　認知症者の嗅覚刺激反応はほかの感覚器と同様に鈍麻します。若年性認知症の診断に詳しい医師に意見を求めると，診断の際，画像診断，認知機能検査のほかに，嗅覚の異常についてインタビューを行うそうです。前述の通り，嗅神経は直接中枢神経に刺激を送るため，認知症を発症すると，初期から異常をきたすことが多い器官なのです。

　嗅覚刺激において快刺激となる病院内の環境は，どのように調整すればよいでしょうか。病院のなかをフローラルな香りで満たすのがよいのでしょうか。それとも美味しい食べ物のにおいで満たすのがよいのでしょうか。いずれも不正解です。においには共通した快，不快と感じる要素とは別に，個人による嗜好が大きく，また，その嗜好は生理的不快感にもつながることがあるため，特定のにおいを常時提供することは，かえって逆効果となる場合も想定されます。

　では，病院における嗅覚刺激への環境調整はどうすればよいのでしょう。私は「無臭であること」が絶対条件であると考えます。においは物質が鼻孔の奥にあるレセプターに取りついて感知されます。無臭であるということは，においを発する物質が常時存在しない清潔な空間である証しなのです。一時代前の病院はクレゾールのにおいが充満し

表6　嗅覚の快刺激の例

- いいにおい
  例) 好きな食べ物のにおい，花，草など植物のにおい

表7　嗅覚の不快刺激の例

- 嫌なにおい
  例) 嫌いな食べ物のにおい，腐敗臭，排気ガス，たばこの煙，強すぎるにおい

ていました。そのため，クレゾールのにおいを嗅いだだけで泣き出す子どももいたほどです。しかし，現代の病院でクレゾールを使用する病院はありません。クレゾールは劇薬であり，体内に多く取り込むと健康を害することが知られています。病院がクレゾール臭で満たされていた環境は，そこを利用する多くの患者に不快刺激を持続的に提供していたのでしょう。

　生活空間である病棟に目を向けてみましょう。病棟での悪臭の代表は排泄物によるにおいです。使用後の紙おむつが適切に処理されていない，失禁後の処理が不適切であるなど，様々な要因で病棟全体の悪臭として固着しがちです。くり返しますが，排泄物のにおいはヒトが不快と感じるにおいの最たるものです。そのにおいがする中で生活を送ることは，常に不快刺激を送り続けられることになり，本来であれば耐え難い苦痛のはずです。排泄物のにおいは消臭剤だけでは誤魔化しきれません。においの原因物質が必ずあるので，その原因物質から根絶やしにすることが大切です。病棟全体が排泄物のにおいで充満している病棟は，ケアの質自体が問われるでしょう。今一度「無臭」の環境を提供するための環境整備を心がけてみてはいかがでしょうか

　嗅覚の快刺激・不快刺激は**表6, 7**の通りです。

4) 味覚

　味覚は舌にある味蕾という受容器官に物質が取り込まれることで感

知されます。その閾値は若いほど鋭敏であり，年を重ねるごとに鈍麻します。よく「歳をとると薄味が好きになる」といわれますが，これは誤りで高齢になるほど味つけの濃いものを好む傾向にあります。これは味蕾の再生能力と関係します。味蕾はある一定の期間で脱落と再生をくり返します。この再生に必要な物質が亜鉛など微量元素と呼ばれる物質です。微量元素は消化管で体内に取り込まれますが，高齢化することで微量元素の吸収能力が低下するため，味蕾の再生力が低下し味覚の低下が生じるのです。

　味覚は嗅覚や視覚，口腔内の触覚である歯触り，舌触りなどほかの感覚器と共同で知覚されます。そのため，ほかの感覚器が機能低下を起こすと味覚そのものの閾値も低下します。目隠しと鼻栓をして食べている食べ物をあてるゲームをバラエティー番組で見かけますが，正解にたどりつけない場合がほとんどです。それだけ味覚は単体では能力を発揮できない知覚刺激なのです。

　味覚は生命維持の中で栄養摂取に大きく関与します。味覚が快刺激と判断する基準の多くは，栄養接収に有益か有害かを判定しています。そのため，本能的に味覚に快刺激が伝わるものは，体の構成と健康維持に必要なものが多く，反対に不快刺激が伝わるものは，体に有害なものが多いのです。嗜好という面から考えると，体に有益な食物の中でも好きな物，嫌いなものが存在します。いくら体によいことを知識で理解していても，嫌いな食物は食べたくありませんし，食品添加物が多く使用されていて身体によくないとわかっていても，つい食べたくなる食物もあります。また，味つけの好みも個人により異なりますので，一般論として快，不快を論じることが難しい刺激です。

　味覚は様々な感覚器と連携し能力が発揮されることは前述しました。認知症者はすべての感覚器が低下する過程にあるといえます。認知症者の味覚を刺激することは他の感覚器に対する刺激強化にもつながり，大脳機能の活性化に有効なのです。

　低刺激状態にある認知症者に，何も声かけせずに食事介助をしてい

表8　味覚の快刺激の例

- 美味しいもの
  例）味が濃すぎず薄すぎない，いい塩梅，身体に滋味を感じる（肉汁，卵，油脂など）
- 良い香りのもの
- 食感のよいもの
  例）柔らかい，滑らか，まったり，コリコリ，サクサク
- 見栄えのよいもの
  例）盛り付け，きれいな食器
- 適温
  例）温かいものは温かく，冷たいものは冷たく

表9　味覚の不快刺激の例

- 不味いもの
  例）味が濃すぎる，薄すぎる，塩辛い，水っぽい，味気ない，身体への悪影響を感じる（金属味，食物以外の添加物など）
- 香りの悪いもの
  例）腐敗臭，異物臭
- 食感の悪いもの
  例）硬い，不必要に柔らかい，ザラザラ，ゴリゴリ，ネチョネチョ
- 見栄えの悪いもの
  例）見たことがない（食事だと認識できないような形態）グロテスク，盛りつけが雑，食器が不潔
- 温度が不適切
  例）適温を超えて熱すぎる，冷たすぎる，ぬるい，冷めている

ませんか。これから口に入るものが何であるか，しっかり認識できるような声かけを行っていますか。食べ終わったら美味しかったかどうかを意識していただいていますか。これらの細やかな食事介助時のかかわりが視覚，聴覚，触覚，嗅覚という他の感覚器を総動員させることにつながるのです。何も声をかけずに食事介助を行うと，極端な例では口に食物が入ったことで反射的に咀嚼，嚥下をくり返しているだけの介助になります。「次はお魚ですよ。どうですか。美味しいですか」と一口ずつ声をかけることで意識が食事に向き始めてほかの感覚器も動員されるのです。味覚の快刺激・不快刺激の例は表8, 9の通りです。

5) 触覚
　触覚についてはカンフォータブル・ケア#4「相手にやさしく触れる」で詳しく述べたいと思います。

#01 常に笑顔で対応する

カンフォータブル・ケア10項目の技術

常に笑顔で対応する

まず図6に示すイラスト①を見てください。

何に見えるでしょうか？

そうです，人の顔です。人間の脳には表情認知という機能があります。表情認知とは顔の各部位の特徴的な変化をとらえ，相手の感情を読み取る能力をさします。表情認知はある単純化された図形（マーク）を見て，そこに共通の意味を見出すという機能も有します。このイラストのように，誰が見ても人の顔に見えてしまうマークも，分解すると「○」「・」「・」「―」というように単体では顔を現さず，ただの記号になります。しかし，その記号が集合し，適切に配置されると「人の顔」が現れるのです。

次にイラスト②，③を見比べてください。

②と③ではどちらが笑っている顔に見えますか？　多くの方が「②」と答えるでしょう。この絵の違いは，口に相当する部分が下方に湾曲しているか，上方に湾曲しているかの違いがあるだけで，他はすべて同じなのです。一見すると同じように見えるマークでも，口の部分が下方に湾曲すると，笑顔と判断するのです。逆に③のように口の部分が上方に向いて湾曲すると，怒っている表情と判断します。

では冒頭にあげた①のイラストではどうでしょうか？　この表情は何も表さない無表情です。このようにヒトの表情認知機能は，口の向きを変えるだけで，表情の中から感情を読み取ることができるのです。

この機能は出生直後，目が見えるようになるときから働きはじめます。母親が授乳する際に見せる表情は，慈愛に満ちた優しい笑顔です。赤ちゃんはその表情を見ながら，自分が生きていくために必要な栄養

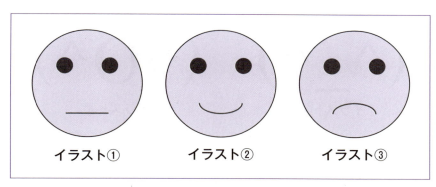

図6　イラスト①②③

を与えられ幸福感を得ます。この経験が笑顔＝快刺激につながるのです。このとき赤ちゃんは何を認識しているのかというと，顔の各部位の変化，つまり表情です。母親の目じりが下がり，口角が上がるという筋肉の動きを鋭敏に察知しているのです。この経験の蓄積からヒトは，目じりが下がり，口角が上がるマークを見ただけで笑顔と判断できるようになります。

　もう1度，3つのイラストを見比べてください。受ける印象はどうでしょうか。①は口にあたる部分が横一文字で無表情な印象です。この表情は無関心，または何を考えているかわからない不安感を相手に与えます。③のへの字口は怒っていると認識され，相手に恐怖や不快刺激を与えます。②のニコリ口は楽しい，うれしいと認識され，相手に快刺激が伝わります。

　高次脳機能障害について学習すると，相貌認知機能，または顔貌認知機能という高次脳機能の記述を目にします。これは言葉として表情認知機能と混同されやすいのですが，異なる脳機能であると理解してください。相貌認知機能，顔貌認知機能は相手の顔を見たとき，その人の氏名，自分との関係性，相手とのエピソードなどを関連づけて想起する能力のことです。表情認知機能は前述の通り，表情から感情を読み取る能力であり，同じ「顔」というキーワードを有しますが，異な

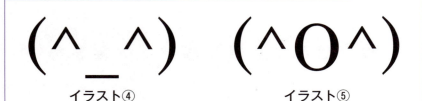

図7　イラスト④⑤

る能力なのです。

　認知症者は記憶障害により，相手の顔を見てそれが誰なのかを判断することが障害されています。一方で，相手が笑っているのか，怒っているのかという表情の判断と反応は障害されずに残るのです。

　ではどうすればよい笑顔がつくれるのでしょうか。そのポイントは3点です
①目じりを下げる
②口角を上げる
③大きく口を開け，歯を見せる

　図7のイラスト④，⑤をご覧ください。これはメールなどで使用する「顔文字」です。どちらがより笑顔に見えますか？　イラスト⑤のほうがより笑顔と認識されるでしょう。なぜそう見えるのか，それは口にあたる部分が開いて見えることがポイントです。口を閉じた笑顔は微笑（ほほえみ）といい，読んで字のごとく，微かな笑みなのです。認知症者は視力低下，注意，関心の低下などによりあいまいな状況が苦手になります。そのため「微笑」で対応するとそれが笑顔であると伝わらないことがあります。認知症者が一目見て「笑顔」とわかるには，よりオーバーなアクションで笑顔をつくることが大切です。私は笑顔をつくるコツを「ニコではなく，ニカッと笑ってください」と伝えるようにしています。

　表情筋には普段どんな表情をつくって生活しているかが如実に表れ

表10 常に笑顔で対応するポイント！

- きれいな笑顔は日々の鍛錬。鏡の前で「ニカッ」
- 恥ずかしがらずに「ニカッ」
- あなたの笑顔にみんなが「ニカッ」
- 「プロフェッショナル」な笑顔を身につけよう

ます。またヒトは第一印象の評価がその後の対人関係にも影響するといわれます。私が師長を務める病棟で勤務するスタッフは，「ここで働くと，ほうれい線が深くなる」と言います。「ほうれい線」「目じりのしわ」は素敵な笑顔の証です。笑顔を認知症者に対する対応技術としてとらえ，さらに自分の表情も豊かにする一石二鳥の効果があると考え，ポジティブに実践されてはいかがでしょうか。

　私が師長を務める病棟では朝礼の最後に恒例となっているあいさつがあります。それは2人1組でお互い向かいあい，笑顔の確認をしてからあいさつを行うことです。効果的な笑顔をつくる3つのポイントがうまくできているかをお互いに確認しあい，大きな声であいさつし，そのままの笑顔で現場に出るようにしているのです。カンフォータブル・ケアを導入した当初，スタッフのなかにはうまく笑顔になれない方が多かったのですが，このあいさつを続け，現場でも笑顔でのかかわりが定着するごとに，素晴らしい笑顔を提供できるようになりました。「プロフェッショナルな笑顔」をスタッフ全員で行えるようになることにより，病棟の雰囲気も一変します (表10)。

　笑顔のお話でもう1つ気になることがあります。それは勤務中，マスクを着用される方が増えたことです。感染対策の観点から仕方がないことかもしれませんが，マスクを着用した時点で「笑顔の効果は半減する」とお考えください。マスクを着用すると眼のまわりしか露出せず，口の動きとそれに伴う表情筋の動きが見えなくなります。目の表情だけで笑顔を伝えることは難しいので，感染対策上やむを得ない場合を除いて，マスクは着用しないほうが，よりよい笑顔の提供につながります。

#02 常に敬語を使う
カンフォータブル・ケア 10項目の技術

言葉遣い

　　　カンフォータブル・ケア，2番目の技術は「言葉遣い」です。

　　　言葉遣いは接遇に含まれます。接遇とはカスタマー（お客様）に対するプロフェッショナルなサービス提供態度をさします。この際の言葉遣いでは当然，敬語を用います。

　　　想像してください。美味しいと評判のレストランに行った際，料理は確かに美味しいけれど，言葉遣いが悪いお店であったならば，また行きたいと思うでしょうか。美味しい料理だけを売るのではなく，その店の雰囲気やサービス提供態度も含めて，「美味しいレストラン」といえるのです。

　　　「言葉遣いを敬語で行う」という話をすると，「精神科では敬語を使うと患者と距離ができて信頼関係が構築できない」といわれる方がおられます。しかし本当にそうなのでしょうか？　一部の自我障害が強い方とのコミュニケーションには意図的に敬語でない対応が必要となることは認めます。しかし，それはすべての患者にあてはまることではなく，やはり敬語を使用することが原則であると私は考えます。

敬語とカンフォータブル・ケア

　　　では，なぜ敬語がカンフォータブル・ケアと結びつくのでしょうか。それは言葉のもつ印象の違いと，そのときにとる言葉遣い以外の態度，口調，立ち居振る舞いに関係します。例えば，

　　"相手に，こちらに来てほしいという意図で声をかける際"
　　「こっちに来て」と言うのと，
　　「こちらにお越しください」と言うのではどちらのほうが印象がよい

でしょうか？

当然，敬語を使った「こちらにお越しください」のほうが，ていねいに対応してもらったという印象を受けます。

次にそれぞれの言葉を話しているときの態度や口調を想像してください。敬語を意図的に使用しているときは，その態度や口調も敬語に相応しいものになっています。反対に敬語ではない対応をしているときの態度や口調は，言葉遣いを意識していないので，そのときの感情を反映することが多いのです。例えば「こっちに来て」と話す際，急いでいる状況では「こっちに来て」と話している態度，口調のなかに「早くしてよ」という感情が反映され，相手に不快感を与える対応となります。つまり敬語を使用することで態度や口調も自然とていねいになり，「言葉，口調」という聴覚刺激だけでなく，「態度，立ち居振る舞い」などの視覚刺激にも快刺激が伝わるのです。

また，認知症者は遠隔記憶の中に「敬語を使う」という日常生活に根差した経験と記憶があります。その記憶は末期まで障害されずに残存し，うまく言葉が話せなくなったとしても敬語で話しかけられることで，「自分が大切にされている」と感じるのです。

✿ なぜ敬語がうまく使えないのか

精神科認知症病棟に入院する認知症者は，若年性認知症の方を除いて，多くの場合スタッフより年上です。年上で，人生の大先輩である方に対して敬語ではない言葉遣いでの対応が失礼にあたるということは，看護以前の常識であるといえます。しかし，認知症者とかかわるスタッフの多くは，押しなべて敬語をうまく使えないことが多いのです。その理由として以下のことが考えられます。

認知症は進行すると健康時に構築した人格水準が低下していくことが知られています。その人格水準の低下が対応するスタッフに油断を生むのです。認知症が進行すると，人格水準の低下が実年齢に相応しくない行動や発言となるため，稚拙に感じてしまう。そのためスタッ

フは，低下した日常生活を支援するという意識ではなく，「してあげている」という傲慢さを抱きやすくなる。そのことが，思い通りに動いてもらえないときの苛立ち，「どうせすぐ忘れるでしょ」という軽い気持ち，「タメ口」のほうが親近感が湧く，などの思い込みへとつながり，敬語での対応に抵抗感が生まれるのです。

家族が受け取る印象

次に家族の感覚について考えます。

精神科病院に入院となった認知症者の家族には，様々な葛藤を抱いておられる方が多いものです。「精神科病院」に入院することに対して誤解，偏見をもたれている方もおられます。その誤解や偏見とは，「精神科病院に入院すると終日拘束されて歩けなくなる。強いお薬を飲まされて1日中寝かされる。1度入院すると退院できない」などです。このような不安と，それでも精神科以外では受け入れてもらえない現実から，家族は大きな苦悩を抱えるのです。

しかし，家族がカンフォータブル・ケアを用いてかかわるスタッフを見ることで，肉親が大切にかかわられていることを感じとれたとき，本当に安堵なさるというのはよくある光景です。

尊厳を貶める対応

認知症者の尊厳を貶める対応には以下のような言動が含まれます。

・あだ名やニックネームで呼ぶ
・「ちゃん」づけで呼ぶ
・呼び捨てにする
・子どもに話しかけるような言葉を使う
・敬語でない言葉「タメ口」を使う
・威圧的，高圧的，命令的な口調で話す

これらの対応はすべてNGです。これらの対応をした瞬間，認知症者に強い不快刺激が伝わり，周辺症状を惹起させる結果となるのです。

表11 常に敬語を使うポイント！

- 「です，ます，ましょう」を語尾につける練習をしましょう
- ほかのスタッフの言葉遣いに違和感を感じたら言葉に出して伝えましょう
- 言葉遣いと態度は表裏一体。敬語を使うと美しい態度が身につきます
- あなたの言葉遣いが患者，家族を安心させます
- 上司に敬語を使うより，まず患者に敬語を使いましょう

したがってどんな状況であっても，これらの対応は，絶対に行ってはならないと認識してください。

　カンフォータブル・ケアを導入する際，もっともその技術が定着しづらいと感じる技術が，この「常に敬語を使う」です。しかし，私たち医療従事者には，認知症者の尊厳を守る責務があります。言葉遣いは訓練によるところが大きいのです。患者に常時敬語で話しかける練習を日々続けることしか，言葉遣いを上達させる道はありません。また，自分で気づかないうちに言葉遣いが緩んでいるスタッフには，他のスタッフが，その言葉遣いに違和感をもった瞬間に，指摘してあげることが大切です。指摘しあえる職場風土をつくること，スタッフ全員で取り組むことで，カンフォータブル・ケアの効果がより発揮できるのです(表11)。

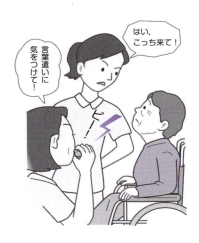

#03 相手と目線を合わせる

カンフォータブル・ケア 10 項目の技術

相手と目線を合わせる

　続いて，カンフォータブル・ケアの3番目の技術「相手と目線を合わせる」です。この技法は認知症者とのコミュニケーションをはかる際のきっかけとして重要な技術です。

　「認知症者とのコミュニケーションが苦手だ」という方を観察していると，次のような場面をよく目にします。

　【場面①】食事介助の場面。「○○さん，お食事ですよ」。スタッフは車イスに座る患者（認知症者）の背後に立ち，「笑顔」ではあるものの，相手の目を見ずに一方的に患者に話しかける（図8）。スタッフはそのまま患者の前に回り，立ったまま食事介助を始める。「お口を開けてください」と「敬語」で声をかけるものの，患者は食事介助を受けていることが理解できず，手で払いのけたり，首を横に振って抵抗したりする（図9）。スタッフは反射的に開いた患者の口にスプーンをねじ込む。患者もスタッフも困った表情を浮かべている。

　この場面でスタッフは，カンフォータブル・ケア技術の#1と#2を用いて「笑顔」と「敬語」でコミュニケーションをとっていますが，なぜかうまくいきません。ここでカンフォータブル・ケア技術の#3「相手と目線を合わせる」を活用すると，次（場面②）のように変化します。

　【場面②】食事介助の場面。車イスに座る患者（認知症者）の横にスタッフは介助者用のイスを使って座る。患者とスタッフは自然と目線が合う。目線が合ったことを確認し，笑顔を見せて，声をかける（図

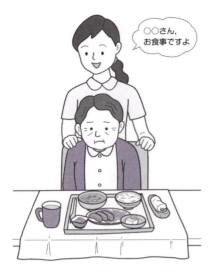
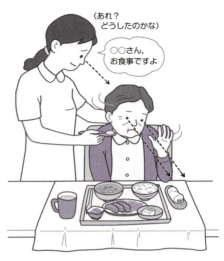

図8　患者の後ろに立ち，一方的に話しかけるが……。

図9　患者の隣に立って食事介助をするが……。

10)。「〇〇さん，いまからお食事を召し上がりませんか？」。患者からうなずきや返事など，なんらかのサインがあった後，食事介助を始める。その際，つど目線を意識し，ひと口ずつ声かけをしながら食事介助を行う。患者は食事介助をされていることを理解しているため，ニコニコして介助を受けている。

きっかけとして目線を合わせる

　ヒトは成長発達の過程で表情を認知する能力を獲得し，その能力を活用しながら生活していることは「常に笑顔で対応する」の項（p.032〜）でお伝えしました。表情をとらえる際，大きな役割を果たしているのが「目線」です。

　ヒトは対象物がヒトであると認識すると，無意識に目線を合わせようとします。街を歩いていて知らない人と目が合うという経験は，どの方にもあると思います。このとき，お互い無意識のうちに相手の目

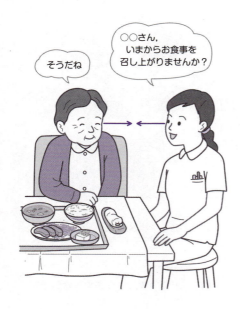

図10　患者のそばに座り目線を合わせて話しかけてみると……。

線をとらえようとした結果，お互いの目線がぶつかるのです。「目が合う」という現象は，お互いの目線が一直線につながった状態をいいます。ヒトは目線が合うと，「あっ，いま目が合った」という視覚刺激が大脳に到達し，次に自分がどのような反応をとるべきかを予測します。例えば，目線が合った人が顔見知りであれば笑顔で声をかけるでしょうし，見知らぬ人であればすぐ目線を外して通りすぎるでしょう。また，目線が合った際の表情が自分に関心を向けられている表情であれば，こちらも相手に関心を示します。このように「目線を合わせる」ことは，コミュニケーションを開始するきっかけとして，とても重要な現象であるということがおわかりいただけたと思います。では，なぜこの技術があまり活用されていないのかといえば，「目線を合わせる」という行為が無意識下で行われることが多いからです。

なぜ抵抗を示してしまったのか

場面①で食事介助を行うスタッフは「笑顔」と「敬語」を駆使し，て

いねいに声をかけながら食事介助を開始しようとしています。しかし，患者はなぜか食事介助に抵抗を示してしまいました。あらためてこの場面を振り返ると，いくつかの誤ったケアが存在します。

1) 誤ったケアその1：患者の背後から声をかけていること

認知症者はあらゆる刺激への反応が低下していく過程にあります。特に言語認知機能障害，音源の聴覚機能障害（音の方向性を認識する機能や音質により音源を分別する機能）がある場合，自分に向けて話しかけられていることがわかりづらいこと，さらに何を話しているのかが理解できないということが起こります。そのため，スタッフは患者に対して声をかけているつもりでも，患者にはそのメッセージが届いていないのです。

2) 誤ったケアその2：立ったまま介助しようとしていること

患者が座位でスタッフが立位という状況を想像してみてください。その際の患者とスタッフの目線はどうなっていますか。介助する側が立位の場合，上から見下ろす目線になります。一方で，介助される側の患者の目線はうつむき加減であることが多いのです。このように上から見下ろす目線と，うつむき加減の目線では「目が合う」という現象は起こりません。そのため，患者はこれから何が起こるのかを予測できないため，混乱して抵抗が生じやすくなります。

❀「目線を合わせる」ためのコツ

さて，場面②では食事介助の際，介助者側がイスに座って食事介助を行っています。この場面でのスタッフと患者の目線はどうなっているでしょう。お互い水平な位置で顔を見ることができるため，自然と目線が合います。目線が合うと，「今，目の前に人がいる。これから何かあるのかな」という感覚が患者に起こります。その反応を確認してか

表12　相手と目線を合わせるポイント！
①目線を合わせてお互いを認識してからコミュニケーションを始めましょう
②互いの目からレーザービームが出ているイメージで目線を合わせましょう
③見下ろしは禁物。相手の目線の位置に気を配りましょう

ら笑顔で声をかけると，心地よいコミュニケーションが始まるのです。

　この反応，プロセスは，認知症がたとえ重度でも健常者と同様に起こります。つまり，言語疎通性が著しく低下した患者であっても，コミュニケーションを開始する最初のきっかけは「目線を合わせる」ことなのです。

　認知症者とのコミュニケーションにおいて「目線を合わせる」ことの重要性をご理解いただけたと思います。認知症者と「目線を合わせる」コツは，相手の顔の向き，目線の向きがどこに向いているのかを観察することです。認知症者の姿勢は円背などによってうつむき加減になっていることが多く，目線の先は足元にあることが多いのです。このような場合，立ったままの状態で目線を合わせようとしてもうまくいきません。患者の目線の到達点を探し，その位置に自分の顔をもっていくことで，自然と目線が合います。

　また，「目線を合わせる」ためのもう1つのコツは，見下ろした状態で目線を合わせないように気を配ることです。上から見下ろされる目線は，威圧感や不安感を与えやすく，不快刺激となります。特にベッドサイドでは，自然と目線の位置が見下ろされる位置になります。そこで，しゃがんだ状態で目線を合わせるようにすると，より不快にならない位置で「目線を合わせる」ことができます。私は身長180cmのため，自然な視線の位置だと確実に見下ろすことになるため，相手が立っているときには中腰かイスに座る，座位や臥位のときはしゃがみ込むくらいに視線を落とすように気をつけています(表12)。

#04 相手にやさしく触れる

カンフォータブル・ケア10項目の技術

❦「触れる」という技術

　本項で紹介するカンフォータブル・ケア技術は,「相手にやさしく触れる」です。「触れる」という技術は触覚を刺激することで,「タッチング」と呼ばれ,これまでも看護技術として利用されてきました。今回は「触れる／触れられる」ことの意味も含めて解説します。

❦ 触覚刺激について

　ヒトを含む哺乳類は触覚を通じて様々な情報を知覚します。それは痛みや痒みといった不快を感じる刺激と,心地よいといった快を感じる刺激に分類されます(表13, 14)。これらの触覚刺激は生命を安全に維持するために必要不可欠であり,とても重要な機能です。例えば,痛みを感じなければ身体の異常が知覚されません。もしも痛みを感じなければ,皮膚を怪我していても知覚されず,炎症がひどくなることになります。このように触覚から得た情報は,生命の恒常性を維持するための重要なサインであるといえます。したがって快,不快の両方を正しく認識する機能が必要となります。

　では,この触覚刺激を認知症者にあてはめて考えます。前述の通り,触覚刺激は快,不快を問わず必要不可欠な刺激なのですが,認知症者は痛みや掻痒感など,身体が発するサインに対してみずから対処行動をとることは困難です。特に精神科に入院が必要となる中期以降の認知症者は,触覚からの不快刺激が何を意味するか判断が困難な方が多く,その感覚をうまくまわりの人に伝えることが難しくなります。そのため,イライラしているように見えたり,不機嫌に見えたりします。このように,不快な触覚刺激は認知症周辺症状の要因となりうるので

表13　不快となる触覚刺激
1. 痛みを伴う
2. 掻痒感を伴う
3. 極度の寒さ
4. 極度の暑さ
5. 極度の多湿
6. 好ましいと思わない人から触れられること　など

表14　快となる触覚刺激
1. 心地よさ，気持ちよさを伴う
2. 適切な温度
3. 適切な湿度
4. 好ましく思う人から触れられることなど

すが，見落とされることが多く，痛みや掻痒感への手当てがなされないまま，向精神薬が投与されるという誤った治療，ケアにつながりやすいのです。

触れられることについて

みなさんは，次のような経験をおもちではないでしょうか？

①転倒して膝を擦りむいたとき，あまりの痛さに泣いてしまった。そのとき，母親が膝に手をあててくれて「イタイノ，イタイノ，トンデイケ～」とおまじないをしてもらうと，不思議と痛みが和らいで泣きやんだこと。

②肩こりがひどくて自分で患部をマッサージしてみても全然気持ちよくならないけれど，ほかの人にマッサージをしてもらうと，気持ちがよくなり，一時的にコリがほぐれること。

③怖いこと，悲しいこと，つらいこと，さみしいこと，不安なこと，腹が立つことなど，とても嫌な感情に襲われたとき，誰かにハグや背中をさすってもらったり，トントンしてもらうと感情が落ち着くこと。

④楽しいとき，うれしいとき，思わず抱きあって飛び跳ねたり，ハイタッチをすること。

①と②はともに痛みに関連した不快刺激が，「触れられる」ことで和らぐ効果があることを示しています。痛みを感じる皮膚の神経末梢は痛点と呼ばれ，皮膚表面に散在しています。そこに一定以上の力が加

わると痛みとして知覚され、「痛い」と感じるのです。転倒して傷がむき出しの状態は損傷した皮膚の痛点に刺激が集中し、痛みをより過敏に感じようとします。そのとき、患部に手をあてて傷口周囲の別の痛点を優しく刺激することで痛覚の分散が起こります。これが「イタイノ、イタイノ、トンデイケ〜」の正体です。もちろん母親が声をかけてくれたという安堵感も多分に含まれます。

②は自分で自分に触れる触覚（自己触覚）と、他者が触れることによる触覚（他者触覚）の違いによって起こる快刺激です。例えば、マッサージを自分で行うとき、大脳では自分が次にどう動くか、どれくらいの強さなのかなどを予測した範囲での動きとなります。また、そのとき自分の手のひらや指、腕にも触れているという感覚と筋の緊張が生じます。これらの感覚はすべて自己完結されるものであるため、「触れる」「触れられる」の2役をこなしており、単純に「触れられる」ときに起こる快刺激が起こらないのです。自分ではない他者から触れられるほうがよりマッサージ効果（リラックス効果）が高いのはそのためです。

③④は感情面に「触れられる」ことが有効に作用することを示す例です。ヒトは体にやさしく触れられると、脳内で精神を安定させる神経伝達物質（オキシトシンやセロトニン）の働きが活性化されます。特にオキシトシンは出生直後からレセプターが活性化し、脳の発育を促進させるといわれます。したがって、赤ちゃんは触れられることを本能的に好みます。この本能的な欲求は成人して高齢になっても、また認知症を発症しても、普遍的欲求として継続します。それは精神的安定が血圧や体温の調整など、生命の恒常性維持に大きく影響するからです。

やさしく触れられることで、つらい感情や嫌な感情は軽減し、うれしい、楽しい、大好きなど、よい感情が増幅されます。その生理的機序を利用したケアが「相手にやさしく触れる」なのです。

では、どのように触れればよいのか、いくつかポイントをあげて説明します。

まず「相手にやさしく触れる」の「やさしく」ですが，どの程度の強さで触れればよいのか。これは個人により千差万別かもしれません。強すぎると痛みとして知覚するため不快です。また，弱すぎるとくすぐったい感覚となり，人によっては不快です。ちょうどいい塩梅の触れ方を，相手の反応から推測して調節することが求められます。

　次に触れる部位です。いちばん多く利用する部位は手のひらと前腕のあたりです。この部位がもっとも自然に触れる行為に移りやすいことと，手のひらには多くの知覚神経が集まっており，体の中でも敏感な部位なので，感情のケアを行いたいときには，まず相手の手のひらから触れ始めることが多いのです (図11)。「掌」という漢字は「たなごころ」とも読みます。「こころ」という意味が含まれることからもおわかりでしょうが，感情に直結する部位なのです。不安そうな方やイライラしている方のそばにそっと座り，やさしく話しかけながら，手をそっと握ります。また，自分の両手のひらで相手の手のひらを包んでさすります。そっと手をつなぐのもよいでしょう。手を握りながら前腕のあたりまでさすることも有効です。

　次に触れる行為が有効な部位は頭皮から頸部，背部全体です (図12)。悲しんでいる方や不安の強い方に寄り添うと，自然とその方の背中や首のあたりをさすっていませんか？　頭皮，頸部，背部は赤ちゃんが授乳の際，抱っこされているとき，お母さんから包み込まれている部位です。そのため，その部位にやさしく触れられると感情が安定するのです。隣に座り背中や首のあたりをさする，トントンとリズミカルに触れる，肩をもむ，髪を撫でる，頭皮を軽くマッサージするなどの方法をとります。

　こうして「相手にやさしく触れる」ケアを続けると，不安や怒りの感情があらわになっていた方も感情が安定します。さらに続けるとウトウト眠り始める方もおられます。触れられることが情緒の安定にいかに重要かということがおわかりいただけたでしょうか。

　不快となる触覚刺激 (表13) の6で述べていますが，好ましくない人

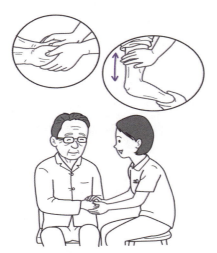

図11 感情のケアを行いたいときには，まず手のひらから触れ始める。

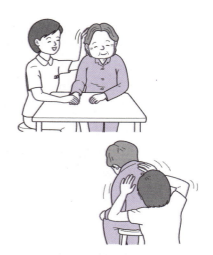

図12 頭皮，頸部，背部もやさしく触れられると感情が安定する。

から触れられることは不快な触覚としてとらえられます。そのため，「相手にやさしく触れる」ケアを実践する際，「自分が触れることを相手が好ましいと感じるだろうか」ということをよく吟味してから始めてください。それまでの関係がいくら良好であっても，感情が不安定になっている認知症者は，その瞬間の感覚により快，不快の判断が変わります。そのため触れられること自体に恐怖や不安を感じるときもあります。少し触れてみて反応を確認してから，「相手にやさしく触れる」ケアを行うようにしましょう。

「相手にやさしく触れる」ケアのなかでハグを利用することも，私は有効であると思います。「日本の文化にハグはそぐわない」という意見を耳にすることがあります。ハグとは抱擁を意味し，親密なもの同士が抱き合うことと言われます。海外では，日常的にごく自然に行われるあいさつやスキンシップです。しかし日本では，握手やお辞儀は行いますが，ハグを行う習慣はありません。そのため，認知症看護の場面でハグを行うことに違和感をもたれる方もいらっしゃるのではない

でしょうか。

　当院のスタッフが日々どのように認知症者に触れているかを観察すると，実に上手にハグを利用していることがわかりました。それは何も特別なことではなく，お互いに楽しい感情やうれしい感情が起こったときに自然にハグをしているのです。そして「うれしいですね。よかったですね」と声をかけています。この行為により，よい感情は増幅され，大脳機能を活性化させることはいうまでもありません。特に女性のスタッフと女性患者の間でよく行われているようですが，日本の男性にはあまり馴染みがないため，ハグよりも握手やハイタッチなどのほうがよいかもしれません。

❀「触れる」という行為について

　赤ちゃんのスベスベ，モチモチの肌を想像してください。思わず触れたくなりませんか？　触れてみるととても気持ちがよく，心が落ちつき，安らぎます。赤ちゃんの肌は適度な弾力と滑らかさ，成人より若干高めの体温により，その触感に誰もが触れたくなるものです。では，触れているときの脳への刺激を考えてみましょう。

　ヒトは気持ちいいと感じる適度な強さで触れられると，脳内でオキシトシンの活性化が起こることは前述しましたが，この働きは触れている側にも同様に起こることがわかっています。つまり，触れるという行為は触れられる側だけではなく，触れる側の情動にも好影響を及ぼすのです。オキシトシンは出産時には子宮収縮を促進する，授乳時には乳汁分泌を促進させる役割を果たします。このことからわかるように，オキシトシンは母性的な感情に優位に働く神経伝達物質なのです。赤ちゃんに授乳する際，怒りの感情で授乳しているお母さんはまずいません。多くは愛情と幸せを感じながら授乳していることでしょう。このとき，お母さんの両手は赤ちゃんを包み込み，やさしく触れています。触れているお母さんと触れられている赤ちゃん双方の脳内はまさにオキシトシンに満ち溢れていることでしょう。

この脳のメカニズムを認知症看護に活かすことを考えます。認知症者のケアを行う際,「やさしく触れる」ケアを行うと認知症者だけではなく, ケアを行う側にもオキシトシンの活性化が起こり, 感情が安定化し, 幸せな気持ちが芽生えます。そうすると, ケアを行いながら「もっと何かしてあげたい。もっと元気にしてあげたい」と, 相手に対してさらによいケアを提供したいという意欲につながります。

　「手は口ほどにものを言う」「ハンドパワーです」など, 古今を問わず手の神秘性について語られてきました。それは人の手が四足歩行の哺乳類から進化する過程で, 生活に欠かせない足とは別の役割を与えられてきたからに違いありません。私たち看護師はいま一度,「相手にやさしく触れる」行為を見直してみる必要があるのではないでしょうか。私は, 以前バイクで事故を起こしてしまい, 救急車で搬送されたことがあります。そのとき, あまりの不安と痛みでパニックになりそうな私に「大丈夫ですよ。安心してください」とやさしく手を握り, 背中をさすってくれた看護師さんがいらっしゃいました。私はそのときの温かさとやさしさが伝わってくる感覚をいまでも鮮明に覚えています。看護という言葉の由来は「手と目を使って護ること」だといいます。「相手にやさしく触れる」ケアはまさしく看護の原点ではないでしょうか。

#05 相手をほめる

カンフォータブル・ケア 10項目の技術

❀ ほめられるとなぜ心地よくなるのか

　カンフォータブル・ケア5番目の技術は「相手をほめる」です。このケア技術は，言葉により認知症者に快刺激を提供することを目的とします。

　なぜヒトはほめられるとうれしくなるのでしょうか。答えは大脳がもつ欲求と報酬のメカニズムにあります。ヒトの行動は欲求にもとづくと言われるように，言い換えれば常になんらかの欲求を満たすために生活しているといえます。報酬は欲求が満たされることで得られる快刺激のことです。おなかが減ったときに美味しいご飯を食べると幸せな気持ちになります。これは空腹という生理的欲求を満たす美味しいものを食べるという行為により，「幸せな気持ち」という報酬を得たことになります。

　ヒトは成長発達の過程で言葉を操る能力を獲得しながら言葉の意味を理解し，その言葉の意味が自分にとって「快」を意味するものか，「不快」を意味するものか，選択的に記憶しているのです。例えば「すごいですね，上手ですね」や，「かわいいですね，かっこいいですね」などの言葉が自分に向けて発せられると，喜びの感情が生じます。反対に「だめですよ，下手ですね」や，「格好悪い，最悪」などの言葉が自分に向けて発せられると悲しみや怒り，嫌悪の感情が生じます。ほめ言葉は言語による報酬であるといわれるように，ほめ言葉をかけられるとうれしくなったり，得をした気持ちになります。反対にけなされたり，否定されたり，怒られたりすると心が傷ついたり，腹が立ったりします。これはマイナスの報酬となり，欲求は満たされないため不快なのです。

　ほめられることは他者とよりよくつながりたいという社会的欲求，

他者から承認され愛されたいという自我の欲求を直接的に刺激します。そして，多くの認知症者にもこのメカニズムは存在し機能しています。そのため言葉による報酬である「相手をほめる」というケア技術はカンフォータブル・ケアとして有効なのです。

ほめるケア技術の実践

臨床では次のようなケア場面をよく目にします（①・②）（図13）。

デイルームでの食事時間です。スタッフは全介助が必要な患者さん（Aさん）に介助を行っていましたが，席を立たなければならない用事ができたため一瞬その場を離れました。そのとき，近くで食事をとっていた別の患者さん（Bさん）が立ちあがり，Aさんに食事介助を始めようとしたのです。Aさんは，嚥下機能障害があり，誤嚥，窒息のリスクが高い患者さんです。その状況を発見したスタッフは慌てて大声で，「キャー，何してるんですか，そんな危ないことやめてください。Aさんに何かあったらどうするんですか！」と語気を荒げて制止しました（①）。そうするとBさんは怒りだしてしまいました（②）。

現場ではこうした場面を日常的によく見かけます。この場面でスタッフがとった行動は，咄嗟の危機回避の観点から非難されるべき行動ではないのですが，認知症者へのケア提供という観点からは逸脱しています。患者Bさんは認知症のため状況判断が困難になっています。そのため，自分が行う行動の意味について，安全，危険の評価を誤ることがあります。Bさんは女性で子育てや家事の経験があり，目の前に困っている人がいたので，手伝ってあげたいという気持ちでAさんの食事介助をお手伝いされたのかもしれません。つまり，決して自分が危険な行為を行っているという自覚はなく，むしろやさしさに溢れた行動だったのです。しかしその行動を発見したスタッフは，咄嗟にBさんの行動を制止するためBさんの行動を非難してしまいました。すると，Bさんはなぜスタッフが怖い形相で自分に向かって怒っているのか理解ができず，びっくりして怒りだしてしまったのです。この場面

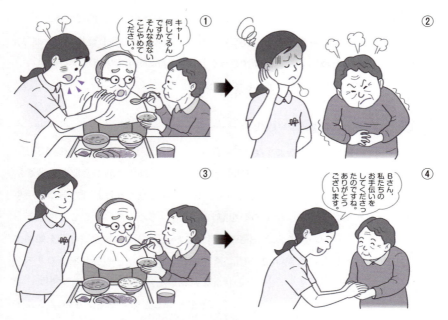

図13　食事の際に患者BさんがAさんの食事介助を始めて……。

ではスタッフ，Bさんそれぞれの感情が怒りに支配され，その後の関係性にも悪影響を及ぼす可能性があります。

では，この場面を「相手をほめる」カンフォータブル・ケア技術を使ってBさんがAさんに食事介助を始めた場面から再構築してみましょう（③・④）(図13)。

その状況を発見したスタッフは慌てず笑顔を浮かべてBさんに近づき，こう伝えました（③）。「Bさん，私たちのお手伝いをしてくださったのですね。ありがとうございます。あとは私が行いますのでBさんはあちらのソファーでお休みください。本当にありがとうございました。助かりましたよ（④）」。Bさんは「いえいえ，なんの力にもなってないわよ。じゃあ私は休ませてもらいますね」と，ご機嫌でソファーに向かいました。

この場面で重要なことはBさんの行っている行動を速やかに制止し，

Aさんの安全を確保することです。①・②の場面も③・④の場面も，ともにその重要課題は達成しているのですが，Bさんの感情への影響が大きく異なります。①・②ではBさんは「怒られた，否定された」というネガティブな感情を抱き，その感情がうまく処理されないため不快になり周辺症状につながる可能性もあります。

③・④では重要課題の達成と同時に，Bさんに「感謝された，ほめられた，うれしい」というポジティブな感情の提供もできています。そのため，Bさんは怒りや嫌な感情を抱くことなくAさんから離れることができます。この場面では，「ほめる」という行為を「お礼を述べる，感謝する」という行為で表現しています。相手の行動を評価，感謝を伝えることも「ほめる」ことと同義ですので，「ありがとうございます。うれしいです。助かりました」などは「ほめる」キーワードなのです。

ヒトは咄嗟の危機回避の際，もっとも短絡的な行動をとってしまいがちです。しかし私たちは認知症者とかかわることが仕事であり，相手が受ける印象や感情に最大限の配慮をすることが求められます。普段から「ネガティブワード」を「ポジティブワード」に変換する訓練を積んでおくことで，常に言葉による快刺激を意図的に提供できるようになるのです。以下に「ほめる」ポイントをいくつか紹介します。

1) 容姿をほめる

女性の場合は，「美しい，キレイ，カワイイ」という外見をほめる形容詞を好むことが多いようです。「いい笑顔ですね。きれいなお洋服の色ですね。似合ってますよ」「ダンディですね，かっこいいですね，若いころモテたでしょう」

2) 家族をほめる

妻や夫，子ども，孫など，大切な家族をほめられることはとてもうれしいことです。「よくできた奥様ですね。優しい旦那様ですね。とても仲のいいご夫婦ですね。カワイイお孫さんですね」

3) 人生（生き方）をほめる

その方の人生で大切にしてきたことや生き方をほめます。そのためにはその方の人生史を理解しなければなりません。「長い間，お仕事がんばられましたね。尊敬します」「よいお子さんに育てられましたね。ご自慢のお料理，機会があればいただいてみたいです」

4) 故郷をほめる

誰しもふるさとには特別な思い入れがあるものです。ふるさとの会話をすることで回想法的なかかわりも期待できます。「私も行ったことがあります。いい街ですよね。そうそう，お魚が美味しいですよね」

5) 照れずにオーバーアクションでほめる

「ほめる」ことが苦手だという方は，そのときのご自分の表情や言葉遣いを振り返ってみてください。どこか照れくさく，はっきりしない態度ではありませんか。上手にほめている人を観察すると，満面の笑顔で手ぶりをつけたり，声のトーンを少し上げたりします。それくらいオーバーにしてちょうどよいのです。

「ほめて伸ばす」「YDK（やればできる子の略）」など，ほめることの心理，行動上の効果が様々な分野で論ぜられています。これは何も児童教育，新社会人の教育マニュアルに限った話ではありません。認知症者とのかかわりも同様で，否定や尊厳を貶めるような表現を使用せず，上手に「ほめる」表現に変換することで，ケアを受ける側も行う側も双方に気持ちのよいケアが行えるのだと考えます。

#06 カンフォータブル・ケア 10 項目の技術
こちらから謝る態度をみせる

怒りをケアする

　本項で解説するのは，怒りの感情を抱えた認知症者へのカンフォータブル・ケア技術「こちらから謝る態度をみせる」です。認知症者は前頭葉での怒りの抑制機能がうまく働かないため，些細な不快刺激により怒りを表出しやすいのです。怒りを感じるような不快刺激は認知症者の生活環境に数多く潜んでいます。例えば廊下を歩いている際，前から歩いてきた人とぶつかりそうになった，徘徊をする方が自分の部屋に入ってきた，自分が座ろうと決めていた場所にほかの誰かが座っているなど，数え上げればきりがないほどです。しかし，この怒りの感情をケアせずに放置すると怒りは興奮に変化し，周辺症状が出現します。この怒りの感情をケアする技術を身につけることで，周辺症状の発現を抑制することが可能になります。つまり「謝る」というケア技術は，周辺症状の火種を小火のうちに消火し，山火事のような大火事にしないためのケア技術です。

　場面を設定して説明します（⑤・⑥）（図14）。

　患者Aさん（男性）と患者Bさん（男性）がデイルームでなにやら言い争っています。「ここはわしの席だと言ってるだろう。早くどけ！」「うるさい！　やるのか。かかってこい！」いまにもどちらかから手が出そうな雰囲気です。状況を察知したスタッフが，「何してるの。席は譲り合って座ってください。もう子どもじゃないんだから」と仲裁に入りました（⑤）。するとAさんは「お前もグルだな。ようしやってやる」と仲裁に入ったスタッフにまで拳を振り上げてしまいました。騒ぎを聞きつけた別のスタッフがAさんの腕をとり「暴力はやめてください」と制止しました（⑥）。しかし，Aさんの怒りはおさまらないため，主治医に

part 1 カンフォータブル・ケア

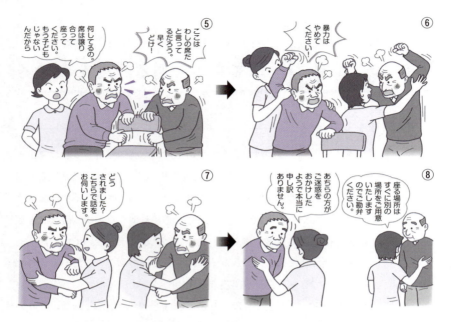

図14 席を取りあう２人の患者さんへの適切（下２つ）・不適切（上２つ）な対応

報告し興奮時の頓服薬を服用したのでした。

　次に⑦・⑧です**(図14)**。口論の部分は略します。

　いまにも殴りあいが始まりそうな状況を察知したスタッフが２名で仲裁に入りました（⑦）。スタッフは言い争っている２人の距離を少しおくようにし，それぞれの患者に謝っています。「あちらの方がご迷惑をおかけしたようで本当に申し訳ありません。お怪我はありませんか。急に大きな声でびっくりしましたね。座る場所はすぐに別の場所をご用意いたしますのでご勘弁ください」。どちらのスタッフもそれぞれの患者にほぼ同様の内容を伝え，ていねいに謝罪しています（⑧）。双方の患者ともに表情が落ちつきだし，「しょうがないな。今度から気をつけてくださいよ」と何事もなかったようにデイルームに戻りました。

　⑤・⑥の場面のようにスタッフが仲裁のために介入すると，かえって興奮を増長する場面をよく見かけます。このときスタッフは，自分

の価値観でその場をおさめようとしたため、より状況を悪化させているのです。なぜならAさん、Bさんともに怒りの抑制機能が低下しているからです。適切な怒りに対するケアができなかったために、Aさんは本来必要ではなかった頓服薬を服用する羽目になりました。

⑦・⑧の場面では「こちらから相手に謝る態度をみせる」ケア技術を使用しています。この場面のポイントを説明します。

1) それぞれの患者に別々に対応したこと

怒りには原因があります。今回は席の取りあいでした。怒りの原因となったもの、ヒト、環境からまず遠ざけること。そのためには対応を個別に行い、物理的距離をとることが大切です。できることなら静かな環境で座って話せるほうがより効果的です。

2) 真摯に謝罪したこと

原因は自分になかったとしても、怒りを表出している認知症者には真摯に謝罪します。ヒトは怒りをおさめる過程で相手から謝罪されることを望みます。それは自分が正しい／間違っているという以前に、怒りをおさめるために必要不可欠なのです。怒りの生理的反応は長続きしないことが明らかになっています。早い段階で怒りをおさめるためにとにかく謝ります。このとき、どれだけ真摯に謝れるかもポイントです。心のこもらない謝罪ほど腹立たしいものはありません。ていねいに言葉を選び、背筋を伸ばし、頭を深々と下げます。1度で効果が薄ければ、くり返し行います。

今回ご紹介した怒りのコントロールのためのケア技術「こちらから相手に謝る態度をみせる」は意図的に行わなければ効果が期待できない技術です。この技術を身につけるためには普段から謝罪することを想定しておかなければなりません。言葉の遣い方、態度の表わし方は、社会人として当然身につけておくべき行為ですが、きちんと行える人は案外少ないものです。「美しく謝ること」の鍛錬を行っていきましょう。

#07 不快なことは素早く終わらせる

カンフォータブル・ケア10項目の技術

❀ 避けて通れない不快刺激を含むケア

　　カンフォータブル・ケアの原則は不快刺激を極力排除し，認知症者が受ける刺激を快刺激で満たすことです。しかし，様々な日常生活援助のなかには，どうしても避けて通れない不快刺激を含むケアが存在します。本項ではこの不快刺激を含むケアを行う際の対処についてお伝えします。

❀ 場面からみる「不快なことは素早く終わらせる」ケア

1) 排泄の始末で……（まずい対応：図15ab）

　　スタッフがラウンド中に個室に訪室すると，患者さんの衣類や手のひらに排泄物が付着していました。それを見たスタッフは大声で，「何してるんですか！」と怒鳴ってしまいました。そして「あ～あ……，たいへんなことになりましたね」とため息をつき，着替えと清拭の準備のためスタッフルームに戻りました。準備を終えて病室に戻ると，患者さんは激しく興奮しています。スタッフも「ちょっと，じっとしてください。キャー，その手で触らないでー」と大騒ぎです。結局数人の応援を得て着替えと清拭は行えたのですが，患者さんはその後もイライラしてしまいました。

　　この場面の患者さんはとても困っている状況です。認知症が進行すると実行機能に障害が生じ，排泄の始末など，手順が複雑な行動ができない方がおられます。排泄は日常生活のなかでもっとも私的で羞恥を伴う行動です。そのため，汚れてしまった下着や衣類を自分でなんとかしようとした結果，うまく処理することができずに，いわゆる「不潔行為」が起こってしまいます。したがって，排泄または排泄物の処

理を伴うケアには最大限の配慮が必要になります。しかし，このスタッフはいくつかの誤ったケアをしてしまいました。まず状況を把握した際に大きな声を出し，患者さんをびっくりさせてしまったことです。患者さんは排泄物を見られたくないという思いから，自分でなんとかしようとしました。手や衣類に付着していたのは，その結果だと考えられます。しかし，そこにスタッフが入ってきたことで，患者さんに不快刺激を与え，さらに大きな声で怒鳴ったことで，患者さんはパニックになってしまいました。この発見時の初動がその後の患者さんの反応につながったのです。

　次に着替えや清拭を1人で行おうとしたことです。すでに，不快を感じている患者さんに対しては，その後の処理を素早く終わらせる必要があります。この場面では，1人で行うと作業時間がかかりすぎてしまい，より多くの不快刺激を患者さんに与えてしまいます。また1人で対応すると，きめ細やかな対応は難しく，ケアを行う側と受ける側の関係性が保てなくなります。スタッフが行ったこれらの誤ったケアにより，患者さんに多くの不快刺激を与え，ケア後も興奮状態が続いたのです。

2) 排泄の始末で……（よい対応：図16ab）

　では，この場面でスタッフはどのようにすればよいのでしょうか。まず，患者さんの異変に気づいたら，スタッフルームに戻り，ほかのスタッフに呼びかけます。「○○さんのお部屋が汚れているので協力してください。あなたはエプロンと手袋をつけて清拭をお願いします。あなたは壁やベッドの清掃をお願い。私はできるだけ○○さんに協力してもらえるようにコミュニケーションしてみるから」とそれぞれの役割分担を明確にします。そして，すぐにスタッフは準備にとりかかり病室前に集合します。それから，驚かせないように配慮しながら，「○○さん。大丈夫ですよ。私たちがお手伝いしますからね。何も心配いりませんよ。つらかったですね。すぐきれいになりますよ。ごめんな

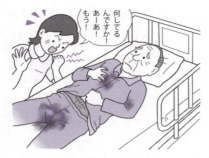

図15a （まずい対応）排泄を見つけて大声で「何してるんですか！」と怒鳴ってしまい……。

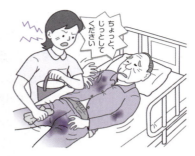

図15b （まずい対応）「ちょっと，じっとしてください。キャー，その手で触らないでー」と大騒ぎすると，患者さんはその後もイライラしてしまいます。

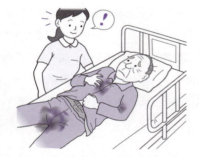

図16a （よい対応）患者さんの異変に気づいても慌てず，騒がず……。

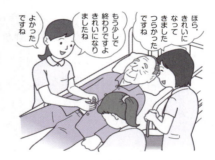

図16b （よい対応）複数のスタッフと手早く終了させれば，患者さんはその後何事もなかったように穏やかになります。

さいね。本当につらかったですね。ほら，きれいになってきました。協力していただいてありがとうございます」など，カンフォータブル・ケアの技術を総動員し，コミュニケーションをはかります。それでも若干の抵抗，興奮はありますが，あらかじめ役割を決めていたことで，スタッフはテキパキと対応することができました。「もう少しで終わりですよ。きれいになりましたね。よかったですね。ありがとうございます」と，常にていねいに声をかけながらケアを続けることで，安心感

を提供します。

　時間にして数分間ですべてのケアが終了しました。「さあ，あちらでお茶でも召し上がりませんか」。患者さんはその後何事もなかったように穏やかに過ごされました。

　ここで不快刺激を含むケアを行う際のポイントを整理します。

- 相手を刺激したり，びっくりさせない
- 処理は，できる限り短時間で行う
- 複数名で即席チームをつくり，役割を分担する
- 他のカンフォータブル・ケアのテクニックを総動員して行う
- ケア終了後のフォローと観察を十分に行う

　カンフォータブル・ケアの原則は不快刺激の排除と快刺激の提供ですが，ケアには不快を伴うこともあります。不快刺激を完全に排除することは困難です。しかし，それを最小限に抑えることは可能です。それが「不快なことは素早く終わらせる」という技術なのです。

#08 カンフォータブル・ケア10項目の技術
演じる要素をもつ

演じるとは？

　読者のみなさんは看護という仕事を行う際,「演じる」ということを意識されることはありますか？　「演じる」というと何か特別なことと認識されることもありますが,看護という職業がヒトを相手にした仕事である以上,「演じる」ことは避けて通れないのです。それは接客業やセールス業なども同様であり,常にありのままの気分や感情で仕事を行っても,よい成果を残せません。では,認知症看護の中で「演じる」とは何を意味するのかについてお伝えします。

看護において演じるということ

　「演じる」というと「私は女優じゃないし,演劇もしたことがないのでできません」と言われる方もいます。こうした方のいう「演じる」とは,ドラマや映画のように台本やセリフが存在し,まったくの別人を情感こめて「演じる」ことです。これはまさに俳優という職業人の「演技」という,誰もが真似のできない職業技術です。しかし本項でお伝えする「演じる」は,自分が直面する援助場面において「認知症の方にかかわる援助者」として役割を「演じる」ことをさします(図17)。

　カンフォータブル・ケアは,認知症者に対して快刺激中心でかかわることにより,周辺症状の緩和が期待できるケア技術です。これまで笑顔,敬語,目線,触れる,謝るなど,様々な方法で感覚器に快刺激を伝えるための工夫をお伝えしました。しかし,この「演じる要素をもつ」ことを意識しなければ,これらのケア技術をうまく活用できません。

　「演じる」とは,端的に「ありのままの気分や感情を対象者に伝えない技術」です。援助者も感情をもった人間ですから,気分が乗らなかっ

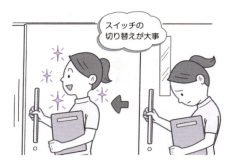

図17　スイッチの切り替えが大事。「効果的に演じる」には，どこかの瞬間で意図的に「スイッチを切り替える」と意識することが大切

たり，援助場面で陰性感情（嫌い，腹が立つ，うっとおしいなど）を抱くことがあります。こうした陰性感情をそのまま態度に出してしまえば，認知症者に不快が伝わり，周辺症状を悪化させることは容易に推測されます。

このことからもおわかりいただける通り，カンフォータブル・ケアは「演じる」ことを前提に構成されているのです。例えば，カンフォータブル・ケアにおける笑顔は，自分が笑いたいからではなく，認知症者に笑顔という快刺激を伝えるためのものです。この行為自体がすでに「演じている」ことになります。認知症者にかかわっていると様々な陰性感情に襲われることもあり，その感情を言葉や行動に出してしまいたくなることがあるでしょう。しかし，カンフォータブル・ケアに慣れてくると，そうすることよりも，笑顔でやさしくていねいにかかわるほうが，より効果的に周辺症状を緩和することができることを実感できるようになります。

効果的に演じるためのポイント

以下では，認知症者にかかわる援助者を上手に演じるためのポイントを紹介します。

1) スイッチを切り替える

　以前，同僚の看護師がこのように話してくれました。「勤務に就くときナースキャップをつけるでしょう。そのとき，"私的な自分はそこで終わり，いまから看護師の自分になる"って気持ちを入れ替えるの」。この方は，ナースキャップをつけるという行為を媒介にして公私のスイッチをうまく切り替えていたのでしょう。残念ながら最近ではナースキャップを廃止する施設が多いのですが，白衣に着替える，病棟に入るなど，どこかの瞬間で意図的に「スイッチを切り替える」ように意識することが有効です。そして，スイッチを切り替えた後の自分のイメージをしっかりもち，意図的に気分，感情をコントロールし，言動を統制することが大切なのです。

2) 知識をもつ

　そもそも認知症とはどんな疾患なのか，認知症者がなぜ不快刺激に弱いのか，なぜ快刺激が効果的なのかなど，認知症者とかかわる援助者が備えておかなければならない知識はたくさんあります。この知識が欠けていたり，知識をもっていても活用する意識がなければ，「演じる」ことにはつながりません。

3) チームワークで乗りきる

　実際の臨床場面ですべてのスタッフが，「演じる」ケアをうまく行えているとは限りません。人間である以上，陰性感情がつい表情や態度に出てしまうこともあります。スタッフが自分で修正できれば問題ありませんが，うまくいかないときもあります。そのようなときは，チームで支えあうという意識が必要になります。旭山病院（以下，当院）のケースを例に，見ていきましょう。

　まだ入院直後で周辺症状が活発な患者さんにあるスタッフがかかわっていました。すると患者さんは突然怒り出し，対応しているスタッフの表情も少し険しくなっていました。そのとき，他の患者さんのケ

アをしていた別のスタッフが静かに近づき、「あら、どうされたのですか。私でよかったら話を聞きますよ」と笑顔で対応を代わりました。笑顔で対応してくれたことで患者さんも落ちつきを取り戻し、もともと対応していたスタッフもいったんナースステーションに戻り、クールダウンしました。

　このように感情をうまくコントロールできないとき（「演じる」ことができない状態のとき）には、チームとしてかかわることが有効です。そのためには、お互いにSOSを受送信しあえるチームの育成、「頼り、頼られる」「お互い様」の組織風土を醸成しておくことが大切です。

　昨今、病院や施設において、認知症者への虐待事例が後を絶ちません。私も認知症看護に携わり長年現場を管理する立場から、どうすれば虐待を防止できるのか日々考え、虐待につながる「芽」が存在しないかを常に点検しています。虐待事例の背景には、認知症介護・看護にかかる強いストレスの存在が指摘されています。また、人員配置不足、教育体制の不備、介護職の経済的格差などもその要因とされますが、はたしてこうしたことだけが問題の要因なのでしょうか。「演じる要素をもつ」というケア技術の根本には、プロフェッショナルとしての態度をもち、自己統制するという目的があります。プロ意識をもち、自分の気分、感情、言動をコントロールすること。それらを教育や職場環境のなかで育て、支えていくこと。こうした意識、取り組みこそが虐待を減らし、認知症ケアの質向上に直結すると私は考えます。

#09 気持ちに余裕をもつ
カンフォータブル・ケア 10 項目の技術

🌸 気持ちのもち方に関する技術

　　カンフォータブル・ケア技術として9番目は「気持ちに余裕をもつ」です。これは #08「演じる要素をもつ」と同様にカンフォータブル・ケアの直接的ケア技術をスムーズに実行するための気持ちのもち方に関する技術です。

🌸 「忙しい」＝心を亡くす

　　認知症看護の現場は非常に多忙です。なぜなら，認知症者はセルフケアの自立度が低下する過程にあり，他者からの援助がなければ生活を維持していくことが困難であるからです。そのため，看護者は認知症者に対して多くの日常生活援助を行わなくてはなりません。「忙しい」という漢字は「心を亡くす（なくす）」と書きます。忙しい状況では，気持ちに余裕がなくなり，心が亡くなるのです。

　　以下に気持ちに余裕がない状態にあるときの兆候をいくつかあげます。

- 表情が硬く切迫する
- しきりに時間を気にする
- まわりの状況が目に入らない，または呼ばれても気がつかない
- 行動の1つ1つが粗雑になる
- 無意味な行動が散見される
- 感情が不安定になる

　　こうした兆候が表れたスタッフが次にとる行動は容易に想像できます。

- まわりにいる患者の訴えに反応できなくなり，その結果患者の不安が強まり，周辺症状が出現する
- 自分の業務スケジュールに援助時間を合わせようとして無理強い，強要してしまう
- 業務上のミスが増える
- 余分に時間がかかり，非効率的な時間管理となる
- 陰性感情が出現し表情や態度に表れる

　こうした行為はカンフォータブル・ケアで期待する効果と真逆の効果を生みます。周辺症状はより激しく出現し，患者―スタッフともに陰性感情に支配され，ミスケアの悪循環が形成されていきます。そして1度悪循環に陥ると，そこから離脱するために多大な努力を要します。そのため，カンフォータブル・ケアを行う際には「気持ちに余裕をもつこと」をケア技術として推奨しているのです。

「気持ちに余裕をもつ」ポイント

　では，どうすれば忙しい認知症看護の現場のなかで，「気持ちに余裕をもつ」ことができるのでしょうか。いくつかのポイントに分けて解説します。

1) 気持ちに余裕がなくなる徴候を自覚する

　前述の「気持ちに余裕がない状態にあるときの兆候」以外にも様々な兆候があり，その表れ方にも個別性があります。こうした兆候に当事者自身が気づいていない場合も多々あります。しかし，周囲の同僚は比較的こうした兆候に気づいているものです。

　こうした認識のずれを埋めるために，ディスカッションの場を設けてみてはいかがでしょうか。スタッフ間で相手の「気持ちに余裕がない状態にあるときの兆候」について意見交換するような場です。この場では相手の意見に素直に耳を傾けることを大前提とし，意見を求められ

た人は誹謗中傷ではなく，思いやりとやさしさをもって意見を述べます。個人攻撃の場ではなく，より質の高いケアを提供するために必要な情報交換の場であることを参加者全員で共有するのです。こうすることで，自分の兆候をより自覚しやすくなり，自己統制のための抑止力にもなります。

2) 兆候が表れたら自分で言葉にする

　この方法は私がよく行う方法です。例えば，いくつもの業務が同時に発生し，収拾がつかなくなることがあります。まさに「気持ちに余裕がない状態」です。こうなると効率的な行動はとれません。そのようなときは，大きく深呼吸をして「いま焦っているぞ，落ちつけ。最初にしないといけないことは何か考えろ」と自分に呟いてみます。そうすると，余裕がなくなって亡くしてしまった心が不思議と落ちつきを取り戻してくれるのです。この現象を私は「俯瞰性をもった独語」と呼んでいます。俯瞰とは，少し高いところから見下ろすことをさし，自分自身を少し高い位置から客観的に観察することです。

　そして客観的に観察するだけではなく，その状態を言葉に出すことが重要です。言葉にすることで，まるで第三者からアドバイスを受けているかのように感じ，気持ちに余裕が生まれます。これは聴覚の利用と注意の分散をまとめることによる効果です。自分で発した言葉でも，その声は鼓膜に伝わり音として大脳皮質に到達します。そして，到達した音は意味をもち，言葉として生まれ変わります。つまり，自分が発した言葉でも，大脳の処理過程では他者の発した言葉と同様の処理が行われるのです。そのため，自分への呟きが他者からのアドバイスと同等の作用をもち，冷静さを取り戻すことができるのです。また複数の課題が同時に起こっているときは注意が分散してしまい，1つの課題に集中して取り組むことが困難になります。そのため，「まず何をすべきか」と声に出すことで，それまで分散していた注意が1つにまとまり集中力が回復します。

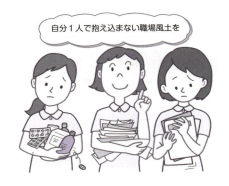

図18 自分1人で抱え込まない職場風土。「自分でなんとかしなければ」という思いが焦りで、気持ちに余裕がなくなります。重要なのはチームワーク。

3) チームワークで乗りきる

　「演じる要素をもつ」の項目でもチーム機能の重要性をお伝えしました。このチーム機能を有効活用することは、「気持ちに余裕をもつ」ケア技術においてもとても有効です。前述の「自分で言葉に出す」という技術は、いうなれば自己回復型なのですが、自己を客観的に見ることはとても難しいことです。そこで同僚スタッフの力を借りることも必要です。

　気持ちに余裕がなくなる傾向の強い方には、自分1人で物事を抱え込んでしまい、応援の要請や役割の分散が苦手な方が多いのではないでしょうか。「自分でなんとかしなければ」という思いが焦りを生み、気持ちに余裕がなくなるのです。また自己回復が困難であれば、さらに状況は悪化してしまいます。このようなとき、ほかのスタッフから「どうしたの、何か手伝うことあればいってください」「私が代わりにやっておくから大丈夫ですよ」と声をかけられたら、ホッとして肩の荷が下りませんか。

　このように自分1人で抱え込まず、常に応援要請を行える職場風土をつくること。また、自分から発信する余裕すら「亡くして」しまっているときには周囲のスタッフがその状況に気づき、進んで声をかける気配りが職場のチーム機能を高めるのだと考えます（図18）。

#10 相手に関心を向ける

カンフォータブル・ケア10項目の技術

❁ 特に重要な技術「相手に関心を向ける」

　カンフォータブル・ケア最後の項目は，カンフォータブル・ケアを行ううえで私が特に重要だと考えている項目「相手に関心を向ける」について説明します。

❁ 「関心の向き」を意識する

　看護という仕事を行っているとき，自分の関心はどこに向いているのか意識したことはありますか？　多くの方は「当然患者さんに向いている」と答えられると思います。しかし，そうとばかりも言っていられないのが，臨床現場の現実なのかもしれません。

❁ 場面からみる「関心の向け方」①

　忙しそうに入浴介助の準備を行っているスタッフに，患者さんが何か話しかけているのですが，準備に追われるスタッフは聞こえていないのか，聞こえないふりをしているのか，その患者さんに対応しようとしません。患者さんはどうしてよいかわからず，途方に暮れてイライラし始めました（図19）。

　もう1つの場面では，スタッフ2人で排泄ケアを行っているのですが，2人はとても楽しそうにしゃべっています。会話の内容をよく聞いてみると，今度病棟で行う食事会の話でした。患者さんは自分に関係のない会話をしているスタッフから排泄ケアを受けながら，さみしそうな，悲しそうな表情を浮かべていました（図20）。

　ここで少し考えてみてください。それぞれの場面でスタッフの関心は患者さんに向けられているでしょうか？　図19では，スタッフの関

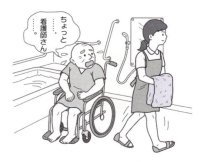

図19　入浴介助の場面。準備の忙しさもあるでしょうが，患者さんへの対応をおろそかにしてしまうと，患者さんのイライラが募ってしまいます。ちょっと……，看護師さん……。

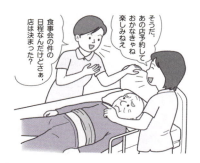

図20　こうした場面は実は多いかもしれません。患者さんは自分に関係のない会話をしているスタッフから排泄ケアを受けてどのように感じるでしょうか？

心は自分のいま行っている業務に向けられています。きっとタイムスケジュールが押していたのでしょう。そばにいる患者さんからのサイン，メッセージに気づかず，結果として訴えを無視してしまったのです。このスタッフが業務をこなしながらも，患者さんに関心を向けていたとしたら，この患者さんはイライラしたり，不快な思いを抱くことはなかったでしょう。

図20でもスタッフの関心はケアを行っている患者さんに向けられず，スタッフ間の楽しいおしゃべりに向けられています。排泄はもっともナーバスなケアであり，ケアを行う側にはケアを受ける患者さんに対して最大限の配慮が求められます。その場面で，自分と関係のない会話でスタッフが盛り上がっていたらどうでしょう。患者さんはつらく悲しい思いを抱くのではないでしょうか。

このように日常の臨床場面で自身が関心を向けている方向を意識することは，きめ細やかなケアを提供するためのとても大切なポイントです。カンフォータブル・ケアはとてもデリケートできめ細やかなケア技術です。臨床現場では常にケアを受ける患者さんに関心を向けてください。そうすると些細な患者さんの変化や，訴えを察知することが増えてきます。この現象を私は「感性のアンテナを伸ばす」と呼んで

います。「感性のアンテナを伸ばす」とは，すなわち関心の向きを多角的に伸ばすということです。

「相手に関心を向ける」ケア技術を意図的に用いることは，快刺激を提供することにつながります。認知症者は大脳皮質機能の低下により刺激に対する反応が低下していることは，これまでもくり返し述べてきました。このことからも，認知症者に提供する刺激の質と量には常に配慮が必要なのです。

❀ 場面からみる「関心の向け方」②

朝のデイルームでのこと。朝礼が終了し，デイルームにスタッフが出てきました。朝食を終えた患者さんは，この時間は何もすることがないので，うつむきぼうっとしている方，ウトウト居眠りをしている方，徘徊が始まりかけている方など，様々です。そうした患者さんの前をこれから業務が始まるスタッフたちが忙しそうに動き回っています。排泄誘導を始めるスタッフ，入浴介助のために浴室に向かうスタッフ，検温版をもってバイタル測定をしているスタッフ。誰もが自分が行っている業務に必死で，周囲の患者さんに関心を向けていません。

この場面は精神科認知症病棟でくり返されてきた朝の光景です。私は常々この光景に違和感をもち，「もったいない」と感じてきました。日勤で勤務するスタッフが仮に10名だとしましょう。それぞれのスタッフがデイルームで過ごす患者さんに関心を向け，「おはようございます。今日はいい天気ですよ」「みなさん調子はいかがですか。眠い人も目を覚ましてくださいね」と大きな明るい声と笑顔であいさつすることは，たいへんよい刺激になります（図21）。ウトウトしていた方は目を覚まし，あいさつするスタッフと目が合った方はニコッと笑ってあいさつを返してくれます。沈滞感の強かったデイルームが一気に華やぎます。

この刺激を全員で行うと，その時間だけでも10名分の刺激を送ることになります。この刺激を提供するための所要時間はほとんどかかり

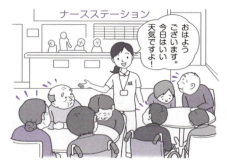

図21 朝の時間帯に大きな明るい声と笑顔であいさつするとウトウトしていた方は目を覚まし，よい刺激になります。

ません。私はこの時間を「チャンスタイム」に変えなければもったいないと考えました。この方法は集団に向けた刺激の提供ですが，効果は絶大です。スタッフの関心が業務中心であったときは，朝礼後のデイルームで車イスからの転落，入浴や排泄ケアへの抵抗という周辺症状が頻発しており，ひそかに「魔の時間帯」と呼んでいました。しかし，スタッフが大きな声であいさつをしてから業務に移るようにすると，転落や抵抗がなくなったのです。この要因は関心と刺激の関係にあります。認知症者は朝食後，眠気が強くなりぼうっとしている状態でケアが始まると，一瞬何が始まったのか理解できずに不機嫌になり，抵抗が起こります。また，低刺激状態では眠気をもよおし，そのまま眠ってしまい，車イスからずり落ちてしまうのです。しかしスタッフがデイルームに向かって関心を向け，大きな声であいさつを行うと認知症者は自分に向けられた言葉だと理解し，意識が覚醒します。また，そのときカンフォータブル・ケア技術である「笑顔」や「目線を合わせる」を同時に行うことで，より快刺激が伝わるのです。

　このような場面もあります。

　廊下で徘徊する患者さんとすれ違うスタッフ。清拭ワゴンを押しながら何もあいさつせずに患者さんの横を通りすぎました。患者さんもうつむき，何も反応がありません。ここでも患者さんに関心が向いておらず，せっかくの刺激を送るチャンスを逃しています。例えば，「朝

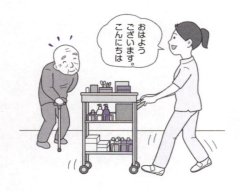

図22 認知症者は記憶の連続性が障害されている方が多いもの。あいさつという行為は自分に向けられたシグナルに対するもっとも単純な反応です。

あいさつしたから，ついさっきあいさつしたから，そんなに何度も1日にあいさつする必要はない」とお考えの方もいらっしゃるかもしれません。しかし，認知症者は記憶の連続性が障害されている方が多いのです。そのため何度あいさつを交わしても，その日はじめてあいさつするようにあいさつを返していただけます（図22）。

あいさつという行為は誰かに向けたシグナルです。時間帯に応じて「おはようございます。こんにちは」など使い分けますが，そのときに笑顔で目線を合わせることや軽く会釈すること，手を振ること，ハイタッチすること，敬礼することなど，様々なアクションを複合的に行います。そうすると，ただのあいさつが患者さんから笑顔を引き出すケアに代わるのです。これも見すごすともったいない「チャンスタイム」なのです。1人のスタッフにとってすれ違う患者さんとのあいさつは，その瞬間で終わりかもしれません。しかし，その日勤務しているスタッフ全員が，相手に関心を向けるケアを取り入れて素敵なあいさつを行うと，その患者さんには多量で良質な刺激が伝わり，大脳皮質を活性化させることでしょう。

🏵 カンフォータブル・ケアは相手への関心から生まれた

どうすればもっと快刺激を提供することができるのか悩まれておられる方は，「相手に関心を向ける」ことを強く意識することで解決でき

るはずです。カンフォータブル・ケアはヒト対ヒトのケア技術です。自分のまわりにどんな患者さんがおられるか，その方がいまどのような状態か，自分は何をすればいいのか，このようなことにどんどん関心を向けてケアを展開してみてください。そうすると，自然とカンフォータブル・ケアになっているはずです。なぜならカンフォータブル・ケアは患者さんへの関心から始まっているのですから。

❀ カンフォータブル・ケア技術の解説終了にあたって

　現在，認知症周辺症状により精神科に入院してくる認知症者の数が増加していることは明白な事実です。そのため，早急に周辺症状に関するケア技術を構築し，みなさんにお伝えする必要性を切に感じていました。私の提唱する「カンフォータブル・ケア」は何も特殊な技術ではありません。ヒトとヒトがかかわりをもつ際の，上手にかかわるためのヒントのようなものです。そのため看護師だけでなく，ケアワーカー，介護福祉士，ご家庭で介護をされているご家族の方にもわかりやすい表現を心がけました。認知症者とかかわりをもたれるすべての方が「カンフォータブル・ケア」の技術を使えるようになれば，これからの認知症介護・看護は大きく前進すると信じています。

　1つの項目でも結構です。明日から「カンフォータブル・ケア」技術を意識して活用してみてはいかがでしょうか？　行動しなければ結果は伴いません。よい行いをすることになんの迷いもいりません。ただ自分を変える少しの勇気と，続けていくための根気が必要なだけなのです。

事例でみるカンフォータブル・ケア

現場で活かすカンフォータブル・ケア

　これまでカンフォータブル・ケアの技術10項目について，項目ごとに解説を行いました。今回は現場で遭遇する様々な場面でカンフォータブル・ケアをどのように構成し活用するか，事例を用いて解説します。なお事例はすべて架空の事例を使用しています。

事例1　徘徊

　徘徊とは認知症者が無目的に歩き回るさまをさします。特に前頭側頭葉型認知症に見られる徘徊は，周辺症状の中でもケアスタッフが対応困難になりやすい症状の1つです。

　70歳代。男性Aさん。前頭側頭葉型認知症。入院主訴は自宅周辺を歩き回り，近隣の庭に無断侵入し放尿する。行動を制止すると異常に興奮し制止した家族を叩こうとする。これらのエピソードが頻発し，精神科認知症外来を受診し入院となりました。

　入院直後より病棟内を歩き回り，他患者の持ち物を許可なく触る，所構わず放尿する，目の前に食事など食べ物があると衝動的に食べようとするなど，前頭側頭葉型認知症にみられる「going my way症候群」とともに衝動性，言語流暢性の障害，意欲，関心の狭小化が行動の随所に見られました。他患者とトラブルになることが多く，ケアスタッフが行動を制止することも逆効果になり，ケアに行き詰まりを感じていました。

　この事例の患者さんに対し，カンフォータブル・ケアをどのように活用すればよいか，考えてみましょう。

　まず患者さんの行動をアセスメントし，目標をどのように設定する

かが重要です。ここでミスしやすいのは，患者さんが歩き回ること自体を問題行動とアセスメントすることです。歩き回ること自体を問題視した場合，目標設定は「自由に動き回らない」「他患者の私物を触らない」「放尿しない」など患者さんの行動を制限する計画が立案されることでしょう。

　前頭葉に首座のある感情，欲求の抑制機能が障害されているとアセスメントすることで，この患者さんへのケアは明確になります。前頭側頭葉型認知症に伴うこれらの行動は，疾患の特性上あってしかるべき行動だとアセスメントを行います。そうすると目標は，「安全に自由に歩ける環境を提供する」という目標になります。

　この目標を達成するためカンフォータブル・ケア#10「相手に関心を向ける」ことから始めます。前頭側頭葉型認知症では自分の関心が向いた事象以外への関心は乏しくなります。また関心の向く事象は特定の事象であることが多く，ある程度パターン化した行動の特徴が明らかになります。パターン化は個人によりその特徴が異なります。つまり，ケアスタッフがその行動パターンを理解することにより，「安全に自由に歩ける環境を作る」という目標達成の第一歩となるのです。

　では，どうすれば関心を向けるケアができるのでしょうか。

　このような患者さんが入院してこられたら，まずその行動をスタッフみんなで見守ります。その際，担当の1人がずっとついて回るわけではなく，デイルームにいるスタッフはデイルームの様子を，病室でケアを行っているスタッフは病室や廊下での様子を観察します。また，食事場面ではどのような行動をとるか，放尿はどのタイミングで行われるかなど，それぞれの情報をもちより，行動の全体像を把握します。

　行動をある程度把握すると，その行動の中に含まれる危険な事象がわかってきます。例えば，特定の部屋に入ろうとしてその部屋の方とトラブルになる，食事の配膳が遅れると他患者の食事を食べようとするなどの行動です。このような行動に至らないための工夫がこの患者さんに対するケアの本質となります。

トラブルになりやすい他患者の部屋に入ろうとしたときはカンフォータブル・ケア#1「常に笑顔で対応する」と2項目目「常に敬語を使う」を用い，行動に寄り添いながら「あちらに一緒に参りましょう」と安全な場所に誘導します。他患者の食事に手をつけようとした場合は，本人の食事を最優先で配膳し，スタッフの目の届くところで食事を摂っていただきます。その際カンフォータブル・ケア#5「相手をほめる」を行い，「今日も美味しく召しあがっていただいてありがとうございます」など，患者さんがうれしくなるような言葉をかけます。

　このようにカンフォータブル・ケアを用いてケアを続けていくと，他患者とのトラブルや行動を制止されることでの不快感が減少し，徘徊しながらも不機嫌な感情や，気分の易変性は見られなくなり，患者さんは穏やかな表情を取り戻されるのです。

事例2　ケアの拒否

　ケアの拒否は食事，排泄，保清，入浴など様々な援助場面で遭遇する周辺症状です。この症状に対するケアがうまくいかないことで，ケアスタッフは陰性感情を抱き，必要な援助が提供できなくなることが，患者のADL，QOLの低下に直結します。つまり，ケアの拒否にうまく対応できるようになることが，認知症ケアの飛躍的な向上につながるのです。

　80歳代。女性Bさん。脳血管性認知症。約5年前に脳梗塞を発症し，右片麻痺が残る。2週間前に老人保健施設に入所したが，入所時より，食事，排泄，入浴，更衣などあらゆる介助を拒否し，無理に介入すると激しい興奮を示し，ケアスタッフに暴力をふるう場面が見られました。そのため施設での介護が限界となり，精神科病院への入院となりました。入院時，全身から尿臭があり，毛髪はもつれた状態，衣類もシミや汚れが顕著でした。施設スタッフは申し送りの際，自分たちが患者からどれほどひどい暴力を受けたかを感情的に語り，「もう私どもの施設では手に負えません」と治療後の再入居を断られました。入院後

には食事を促したスタッフが早速腕をつねられることがあり，緊急カンファレンスを開き，対応を検討しました．

カンファレンスにおいて，1人のスタッフがBさんの表情から，「とても不安そう」とその感情を読みとったことを報告しました．また，コミュニケーションを試みたスタッフは，「この患者さん，言葉の理解がうまくできないみたいです」と言語障害の可能性を見出しました．これらのことからBさんがあらゆる介護介入に対して拒否的態度を示した理由がわかってきました．患者さんは施設というはじめての環境に不安や恐怖を覚えており，その感情がうまく言葉で表現できずにいたのです．施設のスタッフはBさんの不安，恐怖を解消するようなかかわりが行えなかったのでしょう．

この事例にカンフォータブル・ケアを用いて対応すると，以下のように再構成できます．

まずは患者さんとのコミュニケーションがはかれなければ，スムーズな介助はできません．カンフォータブル・ケア#3「相手と目線を合わせる」，#1「常に笑顔で対応する」，#2「常に敬語を使う」を順番に行います．まず相手の目線の位置を確認し目線を合わせ，目線があったことを確認したらニッコリと笑いかけます．ここまでで患者さんはケアスタッフを認識し，スタッフには敵意がないことと，「お役に立ちたい」という思いが伝わります．患者さんにケアスタッフの笑顔に対する反応が見られたら，ゆっくりとあいさつをしながらコミュニケーションを深めていきます．そして食事であれば食物を見せたり，言葉で食事であることを伝えます．このとき，患者さんの反応をしっかり見極め，こちらの意図が伝わっているかを確認しながら進めましょう．言語によるコミュニケーションが不自由になられた認知症者は，スタッフの表情や，醸し出す態度に敏感になります．#8「演じる要素をもつ」を活用し，スタッフの所作，仕草をていねいでやさしく柔らかいもの変えます．今から食事が始まること，スタッフがお手伝いすることが伝わると，患者さんは介護介入に抵抗を示すことは少なくなるでしょう．

事例3　頻回な訴え

　頻回な訴えは，周辺症状の中でスタッフがストレスに感じる頻度の高い症状です。また周辺症状の中で特に対応が難しい症状で，対応を誤ると余計に訴えの頻度が増したり，興奮や不穏といった情動面への悪影響にもつながります。

　70歳代。女性Cさん。アルツハイマー型認知症。Cさんは食事の配膳を受け，食事を完食した後，約10分後に「あの人，食事食べてるけど，私，食事いただいてません。早く持ってきてください。おなかがペコペコなのよ」とスタッフに申し出ました。スタッフはCさんが食事を食べ終わっていたことを確認していたため，「○○さん。さっき食事をお渡しして，いちばんに食べてしまったでしょう。○○さんの食事はもうありません」と伝えましたが，Cさんは納得せずに別のスタッフに同様の訴えをくり返し，徐々に語気が荒くなっていきました。「私，食事まだ食べてません。いい加減にしてちょうだい。どの人も私をだまそうとして……！」。患者は興奮しながら病棟出入り口の扉をたたき，「助けてください～。殺される～」と大声を出し始めたため，スタッフは不穏時内服薬を勧めました。

　この事例は記憶障害に由来する，主にアルツハイマー型認知症患者に多く見られる行動です。この場面の誤ったケアはおわかりだと思いますが，患者の記憶障害に由来する訴えに対し，スタッフが終始，現実的事象としての対応を行ったことにあります。Cさんは自分が食事を食べ終わったということを「行為自体の記憶障害」により，すっかり忘れてしまったのです。そのため，他の人が食事を食べているのを見て，「私も食事を食べる時間だ」と認識したのでしょう。このように認知症による記憶障害の特徴は，行った行為自体の記憶が欠落しやすいため，いまさっき起こった事象に対して記憶を保持しつづけることが困難なのです。一見すると，スタッフはCさんに正しいことを伝えているようですが，Cさんにとっては自分の身に覚えのないことを伝えられるた

め，相当な不快，ストレスを感じていたことでしょう。

　この場面をカンフォータブル・ケアで再構築してみましょう。

　この場面で主体となるカンフォータブル・ケア技術は#8「演じる要素をもつ」です。患者は食事がほしいという訴えをスタッフに行いました。Cさんの病態について上記のアセスメントができているスタッフはにっこり笑って，「失礼いたしました。食事の配膳が遅れておりますね。いまから栄養課に問い合わせてみますので，もう少々お待ちいただけますか」と，Cさんに伝わる言葉を選びながらテーブルに移動を促します。その間に温かいお茶や，少量のお菓子などを用意し，「食事が来るまで，お茶でも召し上がってお待ちください。本当にご迷惑をおかけしてすいません」とていねいに対応します。ここでは同時に#1「常に笑顔で対応する」，#6「こちらから謝る態度をみせる」も複合的に使用しています。

　「患者に対して嘘をつくなんて看護師として許されない」と反論される方もおられることでしょう。しかし，どちらの対応が正解かは，結果が物語ります。Cさんに現実的対応を行った場合，Cさんは自分に対して誠実に対応してくれていないと不快に感じ，周辺症状につながります。しかし，まだ食事ができていないという場面をスタッフが演じた場合，Cさんは納得し次の行動に移ることができています。大切なことはCさんが不快を感じることなく，その瞬間，瞬間を快刺激のなかで過ごしていくことを援助していくという意識です。カンフォータブル・ケア技術を用いて対応することでCさんは，スタッフから「自分の訴えをわかってもらえた」という安心感を提供され，一時的に心理的満足感を得ます。そのため訴えが頻回化することは少ないのです。

　このようにカンフォータブル・ケアはそれぞれの技術が独立して存在するものではなく，ケア場面で遭遇する様々な状況を適切にアセスメントし，もっとも適した技術を複合的に使用することで，さらに効果が高まる技術です。そのためには日々のケア場面をおろそかにしな

いこと，カンフォータブル・ケアを意図的に行うこと，その効果を常時評価しながら技術として定着させていくことが大切です。

時にカンフォータブル・ケアがうまく機能しないこともあるかもしれません。「常に100点を続けることは無理。60点の日もある。次はもう少しがんばろう」という気持ちでも構いません。意図的にカンフォータブル・ケアを続ける方は，毎日技術が向上していきます。その向上を実感してください。その実感がさらなる技術の向上につながります。

おわりに

精神科，認知症ケアを取り巻く状況は刻一刻と変化しています。しかしその中でも変わらないものが，ケアの本質として残ってくるでしょう。その本質とは，「自分や自分の大切な家族が認知症になったとき，あなたはどんなケアを受けたいですか」という根源的な問いかけに集約されます。その本質を外さなければどんな激動の時代でも，カンフォータブル・ケアは生き続けるでしょう。

Comfortable

part 2
アクティビティ・ケア

アクティビティ・ケアは，認知症者への日常生活上の刺激の質を高めることにより，脆弱化し機能低下を起こしている大脳機能を賦活化することで中核症状の進行を緩やかにし，身体機能の維持，日常生活行動の維持，ひいては認知症者の生活の質を高め，イキイキとした「その人らしい」生活を提供するための援助技術です。

アクティビティ・ケアとは

　part1では認知症者への基本的対応技術としてのカンフォータブル・ケアについてお伝えしました。カンフォータブル・ケアは認知症者に快刺激を与えるよう意図的に行う対応技術であり，周辺症状の緩和が期待できる対応技術です。カンフォータブル・ケアはあくまでも基本的対応技術であるため，認知症者が穏やかな生活を取り戻すことには有効ですが，日常生活を活性化させるほどの効果は見込めません。

　そこで，このpart2からは認知症者の生活全般にわたり活性化を促し，元気でイキイキとした状態で生活を送れるようにするための援助技術であるアクティビティ・ケアをお伝えします。これらをカンフォータブル・ケアと同時に行うことにより，認知症者が穏やかな生活を取り戻すだけでなく，楽しくイキイキとした生活を取り戻していく効果が期待できます。

❈ アクティビティ・ケアの重要性について考える

　大脳機能の重要な役割は五感を通じて入力された刺激が脳幹，大脳辺縁系（大脳古皮質）を経て大脳新皮質で統合され意識，思考，言語，情意，行動，運動を統制します。これによって，ヒトがヒトとして自立した生活を行うための行動をとることが可能になるのです。認知症に罹患すると脳機能，特に大脳新皮質機能が障害され衰退する過程をたどります。そのため，大脳辺縁系機能（本能的欲求の発露，快，不快刺激への反応）由来の刺激がうまく処理されず，周辺症状を惹起することはpart1でお伝えしました。

　では，周辺症状が緩和した状態の認知症者の大脳機能はどうなっているのでしょうか。一般的に，病院など医療機関に従事する看護者の

もつ認知症者に対するイメージは、周辺症状が中心です。「怒りっぽい、頑固、介護に抵抗する、暴力的になる、治療に協力してくれない、大声を出す」など、周辺症状のなかでも比較的行動がアクティブになるイメージです。このようなイメージから、認知症者は扱いにくいと思われている人が多いのですが、実は看護者が対応困難になる周辺症状が活発な時期は認知症経過のうちごく短期間にすぎません。しかもカンフォータブル・ケアが定着すると、このような行動化を伴う周辺症状は急速に緩和していきます。そうすると、本来衰退する過程にある大脳新皮質の障害が目立ち始めるのです。つまり、認知症者のアクティブなイメージは周辺症状に伴う一時的な状態であり、本来の大脳機能の衰退から生じる認知症者のイメージは情意面、行動面ともに不活性（活発ではない）であるといえます。

　実際の認知症者は、以下のような状態におちいりやすくなります。
- 日中何もすることがないとぼうっとしている
- 促されないと行動を起こさない
- 何をするのもおっくうになる
- 周囲の出来事に無関心になる
- 表情が乏しくなる
- 自発的に目的をもった行動をとらなくなる
- 自発的に他者に話しかけなくなる
- 昼夜の区別がつかなくなる

　こうなると看護者は、周辺症状が活発な時期と比較し穏やかになり、とてもケアしやすくなったと感じることでしょう。しかし、一見すると穏やかに見えるこれらの状態は、認知症者の大脳機能の衰退を如実に表しており、このまま放置すると様々な弊害が生じ、危機的な状況になります。この状態を私は「低刺激状態」、そして低刺激状態が遷延化することを「低刺激性亢進」と名づけ、積極的ケア介入が必要な状態であると考えました。

　以下、低刺激性亢進により予測される弊害について記します。

- 中核症状の進行が加速する
- 概日リズムが崩れやすく昼夜逆転，夜間せん妄につながる
- 運動機能，嚥下機能など身体機能への悪影響が生じる
- 日常生活動作の維持が困難になりセルフケアがより低下する

　このように認知症者の低刺激状態を見すごし，低刺激性亢進を放置することは，認知症の進行，予後にも悪影響を及ぼす問題なのです。

　認知症者は大脳機能の衰退により，健常者が通常反応できる刺激の量では反応が困難になる傾向があります。そのため，ケアする側がそのことを十分理解し，意図的に刺激の量と質をコントロールしていくことが必要となります。この刺激の量と質に着目したケア技術がアクティビティ・ケアなのです。

アクティビティ・ケアの成り立ち

　アクティビティ・ケアは1960年代アメリカで発案されました。日本には介護，福祉の分野がいち早く着目し，導入した経過があります。主にレクリエーションや余暇活動として高齢者施設で行われることが多いケア技術です。アクティビティ・ケアには，狭義のアクティビティ・ケアと広義のアクティビティ・ケアの概念が存在します。狭義のアクティビティ・ケアは，作業療法など各種療法を含む活動療法・レクリエーション活動などの取り組みをさします。広義のアクティビティ・ケアは，生活行動全般に認知症者がイキイキとした生活が送れるような工夫を行うことをさします。日本では，狭義のアクティビティ・ケアの概念がアクティビティ・ケア全般を示しているという誤解があります。しかし，認知症者へのケアには，狭義のアクティビティ・ケアだけでは不十分であり，広義のアクティビティ・ケアも同時に活用することが必須です。

狭義のアクティビティケア

狭義のアクティビティ・ケアは各種療法士が提供する各種療法（作業療法，理学療法，音楽療法，園芸療法など），各種療法士以外が企画し，提供するレクリエーション活動などが含まれます。これらの活動は企画，実行，評価という一連のプロセスを通過し，プログラムの要素を多分に含みます。そのため対象者，目的，方法，時間などがあらかじめ設定されているのです。狭義のアクティビティ・ケアはこれまで精神科看護が培ってきたレクリエーションや目的別プログラムをさしますが，これがアクティビティ・ケア全般を示すと誤解されている方が多いのです。

狭義のアクティビティ・ケアの実際

認知症者への狭義のアクティビティ・ケアは対象となる認知症者の認知機能の状況，人数，目的などによりいくつかに分類されます。ただレクリエーションを行えばいいというわけではありません（表1）。

1) 集団アクティビティ・ケア

比較的大人数（当院では40〜50名）に対して3〜4人のスタッフで行う集団凝集性を用いたプログラムです。対象者の認知機能は問わないため，どなたでも参加可能であり，場の環境刺激により影響を受け，覚醒，情意の活性化に有効です。朝の眠気が強くなる時間帯に大きな声で歌ったり，体操で体を動かしたりすることで，低刺激状態になりがちな認知症者の意識をしっかりと覚醒させると同時に，「楽しい」という情意の活性化が期待できます。これらには，合唱，カラオケ（音楽療法を含む），体操，ゲーム，ビデオ鑑賞，などが該当します（図1, 2）。

表1　狭義のアクティビティ・ケアを行う際の留意点
- アクティビティ・ケアの必要性を十分認識したうえで行う
- みずから楽しんで行う
- いつでもどこでもだれでも行えるスキルの確立
- 疾患別，病期別，特徴を踏まえたアクティビティ・ケアの提供を行う
- ケア中に得た情報は職種を越え共有する
- 反応を適切に評価する

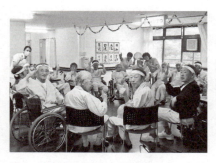

図1　低刺激の回避と「楽しい」という情意の活性化が重要

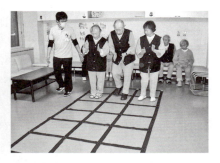

図2　当院ではふまネット運動を取り入れている

2) 小集団アクティビティ・ケア

目的と対象者の認知機能の状況に応じて少人数で行うプログラムです。目的が明確であり，対象者の認知機能の状況をある程度一定化することで，より高い閾値での刺激の提供が可能となります。以下，当院で行っている小集団アクティビティ・ケアについて説明します。

(1) 回想法的アクティビティ・ケア

対象者がグループを形成しスタッフとともに，過去の思い出にまつわる写真や品物を見ながらテーマにそってエピソードを話すことで，遠隔記憶を刺激し，懐かしさや楽しさといった陽性感情を引き出します。また小集団での凝集性を利用し，馴染みの関係を構築することでメンバー間での交流が活発化するという効果も見られます。

対象者：会話能力を維持されている方で低刺激状態になりやすい方

【方法】

人数：5～7名

スタッフ：作業療法士，看護師を選任。3～4人が会の運営を行う

時間：1時間30分，週1回，計8回を1クールとして対象者を更新する

(2) ふまネット運動グループ

　ふまネット運動のインストラクターを作業療法士2名が習得し，提供しています。ふまネットはネットを踏まないようにリズムに合わせて歩行する運動のことです。手拍子やリズムの変化など手足を動かすことにより，注意や記憶など脳機能の活性化をはかるとともに，達成感や仲間意識などの情意活性化への効果も期待できます。

【方法】

対象者：運動機能障害が比較的軽度の方でグループ活動を継続できる方

人数：7～8名

スタッフ：3人

時間：1時間30分，週2回

(3) のんびりグループ

　高齢化統合失調症患者など認知症以外の老年期精神障害の方を対象に，作業療法室に活動の場をつくり，創作活動や料理などのグループ活動を行うプログラムです。精神科認知症病棟では，認知症以外の老年期精神障害の方へのかかわりが希薄になりやすいため，あえてグループ化することで集団凝集性を高め，統合失調症の解体症状，陰性症状の増悪を緩和する目的があります。

【方法】

対象者：長期入院で認知機能が低下した高齢化統合失調症の方

人数：7～8名

スタッフ：2人

時間：1時間30分

3) 個別アクティビティ・ケア

　個別アクティビティ・ケアは個人の能力や趣味，関心に応じた個人活動の提供を行うことで，個人に対してそれぞれに楽しみや達成感を提供することができ，生活の質の向上をはかる効果が期待できます。

　塗り絵，習字，貼り絵，編み物，漢字や計算ドリル，パズル，読書，新聞，音楽鑑賞，歩行練習などが該当します。

作業療法士との協働

　精神科認知症看護において，作業療法が必要不可欠であるということはみなさんもご存知でしょう。認知症治療病棟では一定時間レクリエーション活動を行うこと，作業療法士が病棟専任で配置されることが算定要件となっていることからも，その重要性は一般的に認識されていると思います。

　作業療法士が行う作業療法はその方法，内容などプログラム化されており目的，対象者に応じたプログラムの提供を行うことにより絶大な効果を生むことは間違いありません。さらに，作業療法の時間を看護師と協働することによって効果の上積みが期待できるのです。以下，当院での認知症病棟における作業療法士との協働を紹介します。

　私が師長を務める病棟では2人の作業療法士と1人の作業療法助手が病棟担当として勤務しています。月曜日から金曜日まで午前，午後ともに作業療法の時間があり，その時間に看護師，看護助手がサブスタッフとして参加し，プログラムを実施していきます。そうすることで，作業療法中の患者の様子や効果など情報の共有も同じ目線から行うことができ，日常生活へのフィードバックが円滑に行えるようになります。小集団活動の回想法的アクティビティ・ケアでは，作業療法士，看護師ともに一から学習を行い，プログラ立ち上げまでのプロセスも共有しました。また，週1回作業療法士発信のカンファレンスを設け，プログラムの効果判定や参加者の選定など，看護師からの意見も取り入れることも行っています。現在では，このカンファレンスは病棟ス

ケジュールの一部として機能するようになりました。

　実際に現場で作業療法士と看護師が協働を行うと，以下のような効果が得られます。

- 看護師が作業療法士の技術を身につけることができ，作業療法以外の時間にも様々な活動が提供できるようになる
- 情報共有が容易になり，共有した情報を日常生活行動に活用できる
- 患者の活性化により効果的である

看護師が行うレクリエーション

　ここまで精神科認知症病棟において，作業療法の重要性とその効果についてお伝えしました。しかし，作業療法はあくまでプログラムであるため，1日のすべての時間に行うことはできず，どうしても空白の時間ができてしまいます。こうして空いた時間が，認知症者にとって「何もすることがない時間」となってしまい，前述の低刺激状態が発生する時間となるのです。また，スタッフは処置や記録に追われることが多く，せっかく作業療法で活性化した意識や情意への刺激を低下させてしまうこともあります。すると眠気が強くなり，焦燥感が生じ周辺症状につながります。そのため「何もすることがない時間」をいかに減らしていくかが，とても重要な視点になるのです。こうした時間を極力つくらないためには，なんらかのアクティビティ・ケアを提供する必要があります。そうすることで，低刺激性亢進や周辺症状の悪化を防ぐことができます。

　病棟の雰囲気がざわざわと落ちつかない雰囲気になったとき，デイルームでスタッフの誰かが歌を歌い始める。何人かで楽しそうに会話をする。マンツーマンでのかかわりを行う。たったこれだけのことを行うだけでざわざわした雰囲気が，穏やかでイキイキしたものに変わるのです。このように，いつでもだれでもアクティビティ・ケアが行えるようになるためには普段から作業療法にスタッフが参加し，その手技を身につけておくこと，効果を実感しておくことが大切です。

当院ではスタッフが主体となって行うレクリエーション活動を積極的に行っています。企画，実行，評価をスタッフが主体となって行いますが，作業療法士もアドバイザーとして参加します。

当院では，以下のようなレクリエーションをスタッフ主体で行っています。

1) 季節行事
- 毎月1回，季節を感じることができる内容でレクリエーションを行う
- 年間計画の作成，実施，評価をスタッフが中心になり行う
- 作業療法士はサブスタッフとして参加する
- 外部ボランティア（音楽や芸能）活用も企画する

2) おやつの提供
- 毎日実施
- 喫茶店のような雰囲気でおやつを提供する
- 食べる楽しみと同時にコミュニケーションの活性化が期待できる
- 空腹感による不快が原因となる周辺症状の出現を防ぐ

今回は狭義のアクティビティ・ケアについて解説しました。狭義のアクティビティ・ケアは精神科看護がこれまで培ってきたレクリエーションのエッセンスが詰まったものです。認知症者への効果はいうに及ばず，私たち提供する側にも楽しさやうれしさという情意への好影響があります。それぞれの病院でその病院ならではの工夫を行い，認知症者の心身の活性化を促していただけたらと思います。

広義のアクティビティ・ケア

前項のおさらい

前項では以下の事柄と狭義のアクティビティ・ケアについて詳しくお伝えしました。

- 認知症者への基本的対応技術としてカンフォータブル・ケアを行うことは必要不可欠であるが，それだけでは不十分である
- 認知症者の低刺激状態と低刺激性亢進を回避しイキイキと活性化した生活を送るために，アクティビティ・ケアを同時に実施する必要がある
- アクティビティ・ケアには各種療法士が行う各種療法（作業療法，音楽療法，園芸療法など）と各種療法士以外でも行えるレクリエーションなどの余暇活動を示す狭義のアクティビティ・ケアと，すべての日常生活援助を活性化するために意図的にかかわる広義のアクティビティ・ケアが存在する

広義のアクティビティ・ケアの重要性

これまで精神科看護が培ってきた看護技術の中にレクリエーション活動があります。私はこの技術を他科に誇れる精神科看護独自の技術だと考えています。しかし，昨今病棟の機能分化が進み，様々な治療プログラムの開発や平均在院日数の短縮などによりレクリエーション活動は昔日のものとなりつつあります。

さて話はそれましたが，レクリエーション活動や作業療法は狭義のアクティビティ・ケアを代表する活動です。認知症病棟では日々なんらかの活動がなされていることでしょう。しかし，狭義のアクティビティ・ケアはプログラムの要素を多分に含むため生活全般に影響する

ことが少ないのです。例えば，レクリエーション活動に参加中は楽しそうにイキイキされていた方も，レクリエーション活動が終わると途端に低刺激状態になるということがあります。

　こうした刺激が少なく，かつ何もすることがない時間帯を減らし，認知症者がイキイキと活性化をした生活を送るためには，「日常生活援助全般を活性化」というキーワードで見直す必要があります。広義のアクティビティ・ケアはすべての日常生活援助への介入を活性化するための技術です。

　次項より5つの側面から広義のアクティビティ・ケアの実践について解説します。

#01 食事

アクティビティ・ケアの5項目

🌸 食事のアクティビティ・ケア

　実際に日常生活援助をイキイキと活性化した生活を支えるためのアクティビティ・ケアとするにはどうすればよいのでしょうか。本項より，食事，排泄，入浴，移動，コミュニケーションの5項目に分けて説明します。#01は食事におけるアクティビティ・ケアです。

　食事をとるという行為は，栄養素の補給がその主たる目的であると医療者は考えがちです。そのため，毎月の採血結果や適正体重を示すBMI値に一喜一憂するのです。しかし，食事のもつ役割，効果は栄養摂取だけではありません。誰もが食事に「美味しいものを食べたい」という欲求をもっているのです。この欲求は生物の本能的欲求であり，生まれてから亡くなるまで続きます。ヒトは「美味しいもの」を食べると幸福を感じます。最近の飲食業界では，「口福」という当て字を使いPRしているところもあるようです。しかし，「美味しいもの」を食べたいという個人的欲求をかなえることは，病院という管理基準の厳しい施設では難しいことも事実です。読者のみなさんは日頃患者さんが召しあがっている食事を見て，「おいしそうだなあ。食べたいなあ」と思われますか。残念ながら私はそう思ったことはありません。これが「キザミ食」「ミキサー食」といわれる咀嚼，嚥下機能障害の方に提供する食事であればなおのことです。小さく刻んで原型がわからない副食，ミキサーですり潰してベタベタと食感の悪そうなペースト状の副食など，とてもではないですが「美味しいものを食べたい」という欲求がかなえられるものではありません。また，高齢者に提供する食事の多くは味つけも薄味につくられています。疾患による塩分，糖質，脂質，タンパクなどの栄養素を制限される場合はなおさらです。しかし，高

齢者は味覚の鈍化が進み，甘味，塩味，苦味，辛味，風味を感じにくくなります。そのため，病院で提供される食事が「美味しいもの」と感じられないのです。

　咀嚼，嚥下機能障害のために食事を軟化，液状化，ゲル化させて提供することは肺炎予防のために必要であるという理由で頻繁に行われます。この方法ははたして本当に正しいのでしょうか。大脳機能は咀嚼，嚥下訓練により活性化するという報告はすでに多くなされています。逆に咀嚼，嚥下を行わなくてもよい状態にするための食事形態の変更は，大脳機能を低下させ，さらなる咀嚼，嚥下機能の低下を促進するとともに，中核症状さえも進行を早める結果となるのです。食事を個々の認知症者にとって「美味しいもの」を提供するという視点が「食事」のアクティビティ・ケアにつながります。

　また，食事にはコミュニケーションツールとしての側面もあります。1人で食べる食事は味気ないものです。しかし，家族や仲のよい友人と食べる食事は，同じものを食べていても1人で食べるより美味しく感じます。この現象は行動をともにし，そのときの感覚を共感，共有するとその感覚は増幅されることを示します。「これ美味しいから食べてみて」「ほんとだ，すごく美味しいね」など食事中によく聞かれる会話です。しかし，認知症病棟内でこのような患者さん同士の会話を耳にすることはありません。食事動作が自立している方は自分で黙々と食事をとっている，食事介助の必要な方はスタッフが黙々と介助をしており，楽しげな会話はありません。このような状態では食事がただの栄養補給となってしまい，楽しいものではなくなります。誰かと話しながら食事をとると消化器機能が高まり消化，吸収がよくなることもよく知られています。食事中の会話を楽しむことを意識した食事の提供がアクティビティ・ケアとなります。

食事のアクティビティ・ケアのポイント

1) 食事はできるだけ個人の嗜好が反映されるように配慮する

食事が進まないときは，できればご家族にご協力いただき，本人の好きな食事を差し入れていただくことも必要です。また佃煮，梅干し，ふりかけなど味の補正ができるものを用意し，提供することも効果的です。

2) 食事形態の変更は慎重に行う

咀嚼，嚥下機能障害が見られれば食事形態の変更を行うことが必要なときもあります。しかし同時に，咀嚼，嚥下機能障害がなぜ発生しているかをアセスメントすることも必要です。

このような事例があります。レビー小体型認知症で入院中の患者さんのむせ込みが強いという報告がありました。すると次の食事では主食が粥，副食がキザミ食という形態に変わりました。それでもむせ込みは続くため，主食の粥も副食もミキサーにかけたものに変更されました。しかし，それでもむせ込みは一向に改善されないばかりか肺炎を併発してしまったのです。そこで絶飲食が開始され，服薬していた薬も中断されました。そうすると肺炎の回復とともに咀嚼，嚥下機能障害の徴候であるむせ込みも改善したのです。この患者さんは入院時，意識変容による興奮が見られたために抗精神病薬が処方されていました。そのため，薬剤性の咀嚼，嚥下機能障害を起こしていたのですが，服薬を中断することにより咀嚼，嚥下機能が改善したのでした。このように咀嚼，嚥下機能障害のアセスメントを誤ると患者さんに大きな悪影響を与えてしまうこともありますので注意が必要です。食事形態の変更がやむを得ない場合，短期間で評価し可能であれば食事形態を元に戻すことが大切です。

別の事例もあります。あるとき，咀嚼，嚥下機能障害が見られない患者さんが粥とキザミ食を召しあがっておられました。不思議に思い，

なぜキザミ食なのか，スタッフに尋ねるとスタッフも答えられません。カルテを遡って調べてみると3か月前に誤嚥性肺炎で治療していたのです。その際，食事形態を変更したままになっていました。その後，患者さんの状況を見ながら食事形態を元の米飯食に戻したところ，食欲が増し食事量が増加したのでした。食事提供の現場では，どの患者さんがどのような食事形態かをすべて把握することは困難かもしれません。しかし，個々に応じた食事形態であるかを常にアセスメントし，安易な食事形態の変更と，その放置はやめるべきです。そのために栄養管理委員会の活用，摂食，嚥下機能訓練（ST：言語聴覚士）などの多職種連携も必要です。

3）認知機能が同等のグループをつくる

認知症病棟の患者さんで，食事中会話を楽しめる方はそう多くないかもしれません。しかし，お話好きな方がいるのも事実です。また，もともとおしゃべりが大好きだったけれど，認知症の発症とともに他者への関心が薄れ，自発的に話さなくなった方もいます。そのような方が食事をとる際，意図的にグループをつくると様々な変化が起こります。例えば，食事中に笑顔が増えた，食事量が増えた，スプーンから箸の使用へ生活動作が向上した，食べこぼすことがなくなった，お互いに席の確保をして食事前に呼びに行くようになった，食事以外の時間にも会話している姿を見かけるようになったなど，その効果は絶大です。この効果は狭義のアクティビティ・ケア，小集団アクティビティ・ケアの応用です（p.090）。もちろんグループ化の際にはスタッフがしばらく中に入り，楽しく会話できるようにリードする必要があります。特に女性はもともと井戸端会議が好きな方が多く，男性より効果的ではないかと考えています。話しながら食事をとる。普段私たちが何気なく行っている行為を病棟内に取り入れることが大切です。

4) 無理強いはしない，急がせない

　食事介助を行っていると，スタッフはどうしても「全量摂取」することをめざしてしまいます。しかし，患者さん全員が提供された食事をすべて召しあがるというわけではありません。もともと小食の方もおられます。食事の際，なんらかの理由で食欲がないこともあります。そのようなときは患者さんからなんらかのサインが出るのです。例えば，手で払いのける，「もういらない」と言う，口を開けない，口に入った食物を吐き出すなどです。これらの行為を「介助抵抗」ととらえ，無理に介助を続けると，食事自体に拒否感が現れるようになるのです。患者さんからこうしたサインが出たら，その意思を確認し一旦食事を中断します。しばらく時間をおいたり，介助者を変えればまた食べ始める方もいます。仮に食事量が必要量に満たなければ，捕食を別の時間に提供するようにします。食事の無理強いをされることは不快刺激ですので，周辺症状の要因となるため禁物です。

　病院の食事は日課により時間が決められていることが多いのですが，時間内にすべての患者さんの食事を終えようとしがちです。スタッフは後片づけやその後のタイムスケジュールが目白押しなので，時間内になんとか終わらせようと躍起になります。すると食事介助の手も，ついついスピードがあがってしまいます。介助用スプーンの上に山盛りのご飯を乗せ口の前で待ち構え，患者さんが飲み込んだと見るや，そのスプーンを素早く口のなかに入れていくのです。患者さんは息つく暇もなくまた口のなかの食物と格闘するのです。それが何度もくり返されると，やはり不快刺激となります。食事には個人のペースが必ずあり，そのペースに合わせた介助をしなければなりません。急いで食事をとると消化，吸収に悪影響なだけでなく，誤嚥，窒息事故につながります。1口ずつ咀嚼，嚥下したことを確かめて，患者さんが自分から食べようとするサインを待ってから，次の食事を口に運ぶようにしましょう。

5) 自分で食べることができる工夫と介助を行う

　食事介助の際，患者さんのセルフケア状況を把握し，介助することは認知症看護の基本であるといえます。介護認定調査の際，「この方の食事動作は自立ですか，介助ですか」と質問されることからも，生活の自立度について常にアセスメントを行う必要があります。実はこの「日常生活動作の把握」が食事介助の際，誤ったケアにつながることがあるのです。

　このような事例があります。食事動作が自立しているという評価の患者さんが，食事を前にして混乱した様子でうまく食事が口まで運べません。その様子を見ていたスタッフは「あれ，どうしたのかしら。うまくご飯が口に運べていない。でも昨日までできていたんだから，この方は自分で食事がとれるはず」と考え，「○○さん，お食事しっかり召しあがってくださいね」と直接介助は行わず励ましの声かけを行いました。しかし，患者さんは徐々に食事をとることをあきらめ，席を立ち自室に戻りました。この事例の誤ったケアは，「昨日までできていたことは今日も同じようにできる」という思い込みによるものです。認知症者の日常生活自立度は短期間で変動します。その変動がいつ，どのような形で起こるかの予想はとても困難です。この事例のようにこれまでの日常生活動作を基準にすると，「自分でできる行動は自分で行うことで残存機能の維持をはかる」という認知症看護の標準的なケアが行われることでしょう。しかし，「認知症者の自立度は日々変動することがある」ということを認識できていれば，食事が思うようにとれなくなった患者さんに食事介助をためらうことはなかったのかもしれません。この事例の患者さんはこの時点で食事介助を行えば，食事をとれていた可能性もあります。そして，次の日にはまた自分で食べられるようになるかもしれません。

　まったく反対の事例もあります。食事を自分のペースでゆっくりと召しあがる患者さん。お膳のまわりやエプロンは食べこぼしで汚れています。そろそろほかの方の下膳も終わり，病棟の食事時間が終わろ

うとしています。スタッフはまだ自分で召しあがろうとしている患者さんに食事介助を始めました。介助するとあっという間に食事が片づきました。

　この事例は自分で食べるという意欲，行動のある患者さんへの誤ったケアです。ケアを行う側はゆっくりで，しかも食べこぼしている患者さんに対し，「お手伝いしたほうが早くきれいに食べられる」と考えます。そのため，自分で食べる能力が残存しているにもかかわらず，食事介助を行い食事の生活行動を衰退させてしまうのです。「自分で食べたい」という欲求は「美味しいものを食べたい」と同じように，ヒトがもつ欲求なのです。どうすれば自分で食べることを続けることができるかを患者個々に考える必要があるのです。

　この2つの事例に一見すると矛盾を感じた方もおられるのではないでしょうか。一方ではできないことはすぐ介助する。もう一方ではできることは自分で行うように援助する。いったいどちらの方法が正しいのかと。私は以下のように考えます。

- 認知症者には日々変動する認知機能障害があり，毎日一定水準の行動が行えるとは限らない。そのため，看護者は現時点での患者の日常生活への介入を瞬時に判断し，必要なケアを必要なときに必要なだけ行う
- いま必要なケアは何か判断するための感性を身につけ，「ケアの出し惜しみ」が起こらないようにする
- 認知症者の生活ペースは健常者よりもゆっくりとしている。また運動能力も落ちているため，多くの動作が「下手」に見える。しかし，患者本人にその意志があり，時間がかかっても自分で行う満足感を提供できるなら，自分で行える環境を提供する

　一見矛盾するこの2つの考え方をうまく使い，バランスのよい食事動作自立の介入方法を行うことで食事時間をアクティビティ・ケアに変えることができます。

6) 食事介助は座って行う

　食事介助を立って行うことの弊害はカンフォータブル・ケアの#3「相手と目線を合わせる」でもご紹介しました。ほとんどの場合，スタッフは立ったまま食事介助を行っています。また，無言で食事を口に運んでいるスタッフを見かけることもあります。座位と立位では目線が合わないためコミュニケーションが発生しません。それだけでなく，立位から座位の患者さんを見下ろすと，のどの動きや口元の様子が見えづらいため危険です。食事介助を椅子に座って行うと自然と目線が合います。そうすると，介助するスタッフも無言ではいられなくなります。「お口を開けてください。お魚召しあがりますか。美味しいですか」などの会話が始まります。この現象を意図的に取り入れていくことが食事を安全で楽しいものに変えていきます。食事中の会話については前述しましたが，自発的に行うことができない患者さんには，看護者が意図的に楽しい雰囲気をつくりながら食事介助を行うこと。そのための方法として，イスに座って食事介助を行うことが有効なのです。

#02 排泄

アクティビティ・ケアの5項目

排泄という行為

　排泄という行為は，おおよそヒトが行う行為の中でもっとも羞恥心を伴うため，すべての行為を自己完結したいと誰もが考えるものです。また，その生理的欲求はまれに生じるのではなく，毎日何回も生じます。想像してください。自分が排泄している姿や，排泄物をほかの誰かに見られることを。それがたとえ身内であっても耐え難い羞恥心に襲われることでしょう。まして他人に見られたらどうでしょう。その心中やいかばかりか，想像に難くありません。

　われわれ看護者は，この排泄という行為について，ほかの日常生活援助と大きく異なる特性について，どれほど理解し援助できているでしょうか。残念ながらそれほど意識が高いとはいえないのが現実だと，私は感じています。認知症看護の現場ではどうでしょうか。本来排泄ケアに対する配慮がもっとも求められるケアの現場が，認知症看護ではないでしょうか。しかし，そこではあまりに配慮に欠けたケアが横行していることをしばしば見かけます。

排泄ケアの誤り

　排泄ケアを前述の視点で考えたとき，さまざまな誤ったケアがこれまで行われていたことがわかります。以下，3つの誤ったケアをご紹介します(図3)。

1) 日課の中のおむつ交換

　とある精神科病院の認知症病棟。ある女性の患者さんが，スタッフに「トイレに行きたい。もう出そう」と切迫した様子で訴えていました。

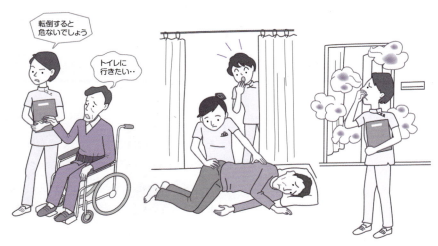

図3　臨床でよく見かける誤ったケア

　すると，テーブルを拭いていたスタッフは「あと30分でおむつ交換の時間だからそのままおむつの中にしといて」と患者さんのほうに顔も向けずに答えていました。患者さんは自分でなんとか立ち上がってトイレに行こうとするのですが，車イスベルトで固定されていて立ち上がることができません。患者さんは「早くしてください。お願いします」と懇願を始めました。するとスタッフは立ち上がり，行為に危険を感じたのか，作業の手を止め，「転倒すると危ないでしょう。無理に立たないの」と語気を荒げベルトの締めつけを強くしていきました。

　別のスタッフが，なぜ訴えがあったときにすぐ対応しないのか尋ねました。すると，「おむつ交換は日勤で3回と決まっています。それ以上はほかの業務もあるから無理です。この人だけ特別扱いできません」という返答がありました。

　このように，排泄ケアを病棟の業務スケジュールに入れて管理している病院は多いのではないでしょうか。しかし，排泄の欲求がいつ起こるかは個人差があり，その時間にあわせて排泄することには無理があります。また尿意があることを訴えられたにもかかわらず，その訴

えを黙殺することは，排泄自立に向けた援助とは真逆の援助になるのではないでしょうか。

　この事例でも患者さんは尿意を訴え，自分でなんとかトイレに行こうとがんばっていました。この行為は，患者さんの「自分で排泄したい。行きたいときに自由にトイレに行きたい」という健康な側面を表しています。しかし，スタッフが日課通りの業務にしたがって行動しようとしたことにより，この健康な側面が徐々に削がれていくことになるでしょう。そして患者さんは，尿意を訴えない，トイレで排泄せずにおむつに失禁することが日常化し排泄のセルフケア低下を招くのです。

2）「カーテン開いてますよ」

　これもとある認知症病棟での1コマ。これから一斉におむつ交換の時間です。車イスの患者さんも，歩行する患者さんも自室に誘導され，スタンバイできています。おむつ交換車と呼ばれる各種おむつやパットを満載したワゴンを押しながら各部屋をスタッフが回っていきます。部屋に入ると，あらかじめベッドに寝かされた患者さんのもとに2人のスタッフがやってきます。スタッフは「はい，おむつ替えるからね。じっとしててね」と言い，とてもテキパキとした手技でおむつを交換していきます。「慣れたものだなあ」と感心していた別のスタッフは，ふとある違和感を覚えました。そうです，カーテンが開いているのです。「カーテンを閉め忘れたのかな」と思いました。そこでおむつ交換を行っているスタッフに「あの〜，カーテン開いてますよ」と声をかけました。すると，おむつ交換をしていたスタッフが怖い目でにらみながら，「カーテンなんか閉める暇はありません。まとわりついて邪魔になるし」と返答したのです。そのまま観察を続けると患者さんが失禁後，気持ちが悪いのでパットをご自分で外した方がおられました。スタッフは「この人いつもこうなのよ。ツナギにしようか」とおむつ交換後，ツナギ型衣料（上下一体型で背面にファスナーがあり，自分で着脱困難になる衣料）に着せ替えていました。

おむつ交換に協力的でない患者さんには,「この人,介助抵抗がひどいのよ。応援呼んできて」と,なぜ抵抗が起こるかを考えずに大人数で手足を押さえこむようにして,おむつ交換がなされていました。また,あるスタッフはおむつを開けたとき,大便を確認し顔をしかめて「クサイ。今日3人目,大当たりだよ」と同僚の看護スタッフに大声で話しています。

　プライバシーの保護と配慮という看護を行ううえで欠くことのできない視点が,この事例では完全に欠落しています。冒頭に述べた通り,排泄はもっとも羞恥を伴う行為なのです。その援助を行うスタッフは当然そのことを熟知しなければなりません。羞恥という言葉の意味を少しでも理解すれば,このような誤ったケアは改善されるはずです。

3) 臭気の強い病棟

　研修会の講師の依頼を受けた病院などで,病棟を実際に見ていただきたいという提案を受けることがあります。その際,病棟への入り口を一歩入った瞬間,デイルーム,トイレ,病室など様々な場所のにおいを嗅いで回ります。臭気の強い病棟には排泄ケアに問題のある病棟が多いのです。

　前述の事例にある誤ったケアはもちろんですが,それ以外にも床や壁からの臭気は放尿などの始末が不十分であったり,ベッドマットから臭気がある場合は失禁などで汚染したシーツやマットの交換がおろそかであったりします。臭気が強いということは,その病棟の認知症看護に対する姿勢の表れであると考えられます。嗅覚は悪臭でもすぐに慣れてしまい,鈍麻するといわれます。そのため,働いているスタッフは案外気づかないものなのです（あきらめも含みます）。

　いくつかの事例を通じて排泄ケアのミスを示しました。これらの事例は読者のみなさんにわかりやすくするため,あえて誇張した表現をとらせていただきました。しかし,ことの大小はあるものの,これら

の行為に近いことが行われていることも事実であり，アクティビティ・ケアの概念とはほど遠いところで排泄ケアが行われているのです。では，どうすれば排泄ケアがアクティビティ・ケアにつながるのかをお伝えしたいと思います。

❀ 排泄のアクティビティ・ケア

1) 個別のスペースを確保する

　最近は介助用トイレなど，車イスと介助者が一緒に入れるスペースを確保したタイプのトイレを設置している病院も見かけるようになりました。たいへん素晴らしい取り組みだと思います。しかし，安全上の配慮からトイレに扉を設置せず，カーテンなどで代用している病院も存在します。そのようなつくりでは落ちついて用を足すことはできません。排泄は誰からものぞかれない安心感のもとで落ちついて行うものであり，その環境が確保できなければ極度の便秘になってしまうことでしょう。排泄は交感神経と副交感神経のバランス調和が要求される行為です。落ち着いて安心できる排泄環境をつくるためには，個別スペースを病棟内に設けることが大切です。病室で排泄ケアを行う際のカーテンの使用は当然ですが，ポータブルトイレなどの設置も安易に行わず，できるだけトイレを利用するように計画しましょう。

2) 汚染したらすぐ交換する

　紙おむつの進歩は各メーカーの技術開発により日々進歩しています。その中には吸収力を高め，失禁数回分が吸収できるようなものも開発されています。個人的見解としては，この技術に違和感を覚えます。失禁1回量が200gとしてそれが3回分で600gです。いくら肌触りがよく，感染に悪影響を及ぼさないとしても，その重量を股間に抱えて生活ができるでしょうか。それならば，汚染した紙おむつはその都度頻回に交換したらどうでしょう。こまめに患者さんの行動や訴えを観察することで，言葉では訴えられない患者さんでも失禁の兆候をつかむこと

は可能です。そしてその兆候が表れれば，すぐに紙おむつやパットを交換することで，本来の快適な生活が守られるのではないでしょうか。

3) 終日のおむつ着用は避け，トイレに座る習慣を継続する

　ここで使用する「おむつ」という言葉は，マジックテープで分割できるタイプのものをさします。いわゆるリハビリパンツ，パンツ型おむつは含みません。

　終日紙おむつを着用すると，業務時間にあわせた排泄ケアにとても都合がよくなります。吸収力の高いパットを使用することで，おむつ交換の回数が減り，業務の合理化，簡素化がはかれることでしょう。ただ，ヒトはトイレのなかで自分で排泄したいという欲求を普遍的にもっています。終日紙おむつを着用することで，その欲求が叶えられず削がれていくことになるのです。私の勤務する病棟では日中（起床してから寝るまで）紙おむつをできるだけ使用せず，パンツ型おむつを使用し，トイレに誘導することにしています。はじめはすでに失禁している方や，トイレに座っても理解できず排泄できない方もおられます。しかし継続して行っていくうちにトイレに座ると排泄が始まるようになったり，失禁の回数が減るなどの効果が表れてきました。また「トイレに行きたい」と訴える方が増え，排泄のセルフケア自体が向上しています。この援助は認知機能が最重度になるまで継続します。トイレに行きたいという欲求から歩行をはじめる方もおられます。その際危険だからとその行動を抑止するのではなく，その欲求をセルフケア拡大に向けたケアに結びつけることが大切です。

4) 排泄ケアの際には絶対に嫌な顔（不快な表情）を出さない

　排泄物を見たり，臭気を感じると不快な感覚に襲われます。この反応は自然な反応であり，誰もが感じることなので問題はありませんが，その表情や態度が現場で出てしまうことは問題です。排泄は羞恥を伴うということをくり返し述べてきましたが，患者さんがスタッフの不

快感を表情や態度から感じたとしたらどうでしょう。とてもつらい気持ちになることは間違いありません。その感覚は認知症の方も同じなのです。

不潔行為という言葉があります。この言葉は認知症者が自分の排泄物を触っている状態をさします。不潔行為は人に見られたくない排泄物を，自分でなんとか処理しようとした結果であると理解してください。それほど排泄行為，排泄物を他人に見られることは恥ずかしいことなのです。そのとき，スタッフがニッコリ笑顔でやさしく声をかけてくれたら心が救われませんか。そのときスタッフが「クサイわね～。サイアク～」と顔をしかめて言えば，相手は傷つくと思いませんか。認知症者は態度や表情にとても敏感です。どんなにその状況が自分にとって不快でも絶対に表情，態度を崩さないことで患者さんが気持ちよく排泄援助を受けることができるのだと思います。

巣鴨のとげぬき地蔵さん

よくテレビで高齢者が，「巣鴨のとげぬき地蔵さん」の門前町でインタビューされています。そこは現代風にいうと，「高齢者の聖地」なのでしょう。ではなぜ巣鴨が高齢者の聖地なのか，ここに「排泄のアクティビティ・ケア」の秘密が隠されています。この場所を訪れる高齢者はほとんどの方があるものを購入されるそうです。それは「赤い毛糸のパンツ」です。ご存じではない方は「高齢者が赤いパンツってどうよ」とおっしゃると思います。実はこのパンツにはある祈祷がなされているそうです。その祈祷とは，「死ぬまで下の世話を受けない」というものだそうです。このグッズを求めて全国から高齢者が集まります。この現象は多くの高齢者が「下の世話にだけはなりたくないね～」と思っていることを表します。私の祖母も口癖のように話していたのを思い出します。

このように，本来他人の世話になりたくないケアNo.1が「排泄ケア」であるということをわれわれ看護者はもっと自覚し，そのケアを行う

際は，できる限り快適で日常に近い形がとれるような配慮と工夫が必要なのではないでしょうか。やがて自分たちにもやってくる老いをつらく悲しいものにしないため，これからの排泄ケアをもっと洗練されたものにするために，現場で取り組む姿勢が必要です。

#03 入浴

アクティビティ・ケアの5項目

認知症者と整容

　認知症の発症初期から目立ち始める生活行動の障害として，整容（身だしなみを整える）と入浴があげられます。整容では男性はひげを自分で剃らなくなり，女性はお化粧やおしゃれを楽しむことに関心がなくなるなどします。さらに身だしなみがだらしなくなり，季節や場に合わせた服装の選択と着こなしが困難になり，髪の毛も自分で整えようとしないためボサボサになってしまいます。歯磨きや義歯のケアもおろそかになり，歯周炎や口臭が目立ちます。これらの変化は身だしなみに関する興味，関心の障害が主な原因です。

　整容という行動は，他者から自分がどう見られるかに関心をもつことから始まります。私たちも休日，どこかに出かける予定もなく1日自宅でのんびり過ごそうと考えているときに，わざわざお化粧をしたりひげを剃ったり，外出用の服に着がえたりしません。それは，家族以外に会わないという前提でその日の生活を組み立てているからです。しかし，急に外出しなければならない用事ができると，慌てて身だしなみを整えます。このように整容という行動は，他者から自分がどう見られるかを気にするがゆえの行動なのです。

　この行動のもととなる注意，関心に関する大脳機能は前頭葉にあります。認知症を発症し，前頭葉機能が低下してくると整容への関心が低下してくるのです。

認知症者と入浴

　入浴も整容とほぼ同様の機序により生活行動が障害されます。毎日入浴を行っていた方がシャワーを浴びるだけになり，次第にその回数

part 2 アクティビティ・ケア

も減少し，入浴を行わなくなります。また入浴を1つ1つの行為に分けて考えると，かなり複雑に行為が連続していることがわかります。以下に，入浴を行うための行為を順番に示します（入院中を想定するため浴槽にお湯をはるという行為は省きます）。

①衣類を脱ぐ。
②かけ湯をする。
③身体を洗うためにタオルに石鹸を泡立てる。
④身体を順番に洗う。
⑤お湯をかけ体についた石鹸を流す。
⑥汚れたタオルを洗う。
⑦頭を洗うため頭にお湯をかける。
⑧シャンプーを手に取り頭を洗う。
⑨頭にお湯をかけシャンプーを流す。
⑩顔を洗うために石鹸を泡立て顔を洗う。
⑪顔をお湯でゆすぐ。
⑫湯船につかる。
⑬湯船から出てタオルで体と頭を拭く。
⑭衣類を下着から順番に身につける。
（洗体，洗髪の順序は個人差があるため順不同です）

　このように入浴という行動は，複雑な行為の連続により構成されるのですが，認知症者は実行機能障害により連続した行為を維持することが困難になります。食事や排泄についても同じように，連続する行為により行動が障害されることは知られています。食事，排泄と整容，入浴という生活行動を比べると食事，排泄は生理的欲求であり生命を維持するうえでは欠かせない生活行動なのですが，整容，入浴は安全欲求と社会的欲求が混合された行動であると解釈できます。つまり，整容や入浴は行わなくても生命維持に直結した障害には至らないため，初期から障害されやすい生活行動なのです。

病棟における入浴介助の誤ったケア

　入浴日の朝は病棟が異様な雰囲気に包まれ，一見して「あっ，今日はお風呂の日だな」とわかります。まず車イスに座っておられる患者さんが浴室の前に一列に並べられています。多いときには10名以上。そのまわりで介助エプロンを装着し，頭に鉢巻をまいたスタッフが忙しそうに準備を行っています。完全な分業制で各スタッフの役割が完璧に明確化されています。いよいよ入浴開始です。列を形成し待機していた患者さんがスタッフに連れられ一斉に動き出します。

　まず脱衣場に入り，有無も言わせず着衣をはぎとられます。そしてシャワーカーと呼ばれる入浴介助用のいすに座らされ浴室へ運ばれます。浴室では「洗い」と呼ばれるスタッフが洗髪，洗体をテキパキと行っていきます。「洗い」が終了すると，湯船につけてまた脱衣場に送り返します。脱衣場ではテキパキと着衣を済ませ，「誘導」と呼ばれるスタッフにバトンタッチします。「誘導」のスタッフはデイルームの一角にあるドライヤースペースに患者さんを送り届け，そこで髪を乾かしてもらい「本日の入浴すべて終了」となるのです。このとき，患者さんがどの程度自分で更衣できるか，身体や毛髪を洗えるかは一切考慮されません。まるでガソリンスタンドにある洗車機のように，すべてがベルトコンベアーに乗っているような援助なのです。

　このような入浴介助のシステム化を，私は「流れ作業的入浴介助」と名づけました。「流れ作業的入浴介助」を行うと業務効率は非常によく，決められた時間内で入浴という一大イベントを完了するためには有効かもしれません。しかし，患者さんのほうはどうでしょうか。慌ただしく動き回るスタッフに翻弄され，不安を感じるでしょう。もっと自分のできることは自分でしたいと思うことでしょう。ゆっくり，のんびり入りたいと思うでしょう。こんなお風呂なら入りたくないと思うことでしょう。

入浴のアクティビティ・ケア

　　入浴を拒否される患者さんは案外多いものです。しかしその方に、「温泉は好きですか？」という質問をしてみると、ほとんどの方が「好きですね」と答えられます。入浴をアクティビティ・ケアにするためのキーワードは「温泉のような環境づくり」です。「温泉のような環境づくり」というと、次のように誤解される方がおられます。「浴室の入り口に暖簾をかけて温泉っぽくしてみよう。看板にも○○温泉と書いてみよう」「入浴剤で温泉の気分を出してみよう」などです。その工夫を行うことに問題はありませんが、ここでいう「温泉のような環境づくり」とはかけ離れています。

　　私が提唱する「温泉のような環境づくり」とは、安心してくつろげる、ゆっくり、のんびりできる、入浴後「あー、気持ちよかった」と言えるような環境をつくることをさします。

　　本来、日本文化における入浴は身体の汚れを落として清潔にするという保清の目的だけでなく、皮膚触感を通じて副交感神経を刺激し、リラックスすることも目的としています。しかし、「流れ作業的入浴介助」ではリラックスすることはできず、逆に緊張や苦痛を感じることになります。

　　では、入浴を患者さんにとってリラックスでき、楽しいものに変えていくための援助についてお伝えします

おもてなしという意識

　　「流れ作業的入浴介助」システムについて触れました。このシステムを多くの病院が採用していることでしょう。私の所属する病棟もこのシステムを利用しています。私はこのシステムを否定しているわけではありません。限られた時間の中、少人数のスタッフでセルフケアの低下した患者さんの入浴介助を行うためには、よくできたシステムだと思っています。しかし援助するスタッフの意識が業務中心であるな

らば，前述の印象（洗車機やベルトコンベアー）となるのです。

そこで，キーワード「温泉のような環境づくり」を導入します。温泉に行くと旅館の方から様々な気配りやおもてなしを受けます。これをホスピタリティと呼びます。お客様としてもてなされているという感覚をもっていただけるような接し方を行うこと，これが「温泉のような環境づくり」なのです。

「温泉のような環境づくり」のポイント

1）スタッフが笑顔で話しかける

まず患者さんを「誘導」と呼ばれる係のスタッフが呼びに行きます。その際「お待たせいたしました。お風呂の順番がきましたので一緒に参りましょう」と声をかけます。脱衣場まで誘導すると，脱衣場のスタッフが笑顔で「こんにちは。ようこそいらっしゃいました。今日は寒いですね。服を脱ぐためにお手伝いさせていただきますね」と声をかけます。脱衣が終われば次は浴室です。「洗い」と呼ばれるスタッフが，「こんにちは。こちらのイスにおかけください。頭と体を洗いますがお手伝いは必要ですか」「ではお手伝いさせていただきます」「かゆいところはないですか」「お湯をかけますよ」とていねいに声をかけていきます。洗体が終わったら浴槽にご案内します。「ゆっくりしてくださいね。湯加減はいかがですか」と尋ねましょう。ゆっくりと温まったら再度脱衣場に戻り，「気持ちよかったですか。今日はお風呂に入っていただいてありがとうございます。私もうれしいですよ」と感謝を伝えます。

いかがですか。このようにていねいに話しかけられながら入浴が進んでいくと気持ちよく入浴できると思いませんか。これが「温泉のような環境づくり」を導入する際の技術，「笑顔で話しかける」です。時間に追われた業務ではつい無言，無表情，荒っぽい所作，仕草をとってしまいがちです。カンフォータブル・ケアでもお伝えしましたが，ていねいな言葉遣いをするだけで所作，仕草が変化します。入浴にかかわるスタッフは精一杯おもてなしをするということを意識して援助する

ことで，暖簾や入浴剤を使わなくても温泉のような快適な入浴援助が行えるようになります。

2) 時間に追われた業務を見直す

　認知症病棟に関して，私が抱く長年の課題に「なぜ入浴日にスタッフは殺気立っているのか」があります。様々な要因が考えられますが，最大の要因は決められた時間内に決められた人数を入浴させなければならないというノルマ意識が横行しているためだと考えます。この意識をスタッフが共有してしまうと，時間に遅れが出ないようにするために1分1秒を短縮しようと急ぎ始めます。要領の悪いスタッフがこの流れ作業を止めるようなことをすれば，「ちょっと，遅いよ，どうなってんの」と罵声が飛んできます。さらに，思い通りに動いていただけない患者さんには苛立ちを隠せません。このような状況下では，おもてなしもホスピタリティもあったものではありません。スタッフの時間に対する切迫感を緩和することが必要です。午前中に入りきれなかったら午後にずれ込んでも構わないということをスタッフが共有し始めると，患者さんへの対応が変わってくるのです。業務をこなすことを優先する入浴から，より患者さん中心の入浴へのスイッチ切り替えが求められています。

3) 援助の1つ1つを説明するように声をかける

　「常に笑顔で対応する（p.032）」でも少し触れましたが，認知症者に援助を行う場合，援助行為の1つ1つにていねいに声をかけることが重要です。認知症者は記憶の連続性が障害されます。そのため，いま自分が何をされているのかわからなくなり，混乱することが多いのです。例えば，頭を洗う際，シャンプーを洗い流すときの声かけを忘れたとしたら，患者さんは急に頭からお湯をかけられ，びっくりしてしまいます。また，目を開けているとシャンプーが目に入り強い痛みを感じます。そうすると不快刺激に反応して怒り出したり，スタッフの手を

止めようとして噛みつこうとするかもしれません。しかしお湯をかける前に「いまからお湯をかけますよ。目を閉じておいてください」と声をかけることにより不快刺激は回避できます。

　援助が上手だなと感じるスタッフの様子をうかがっていると、「いまから○○しますから○○してください」と常に実況中継のように声をかけて反応を見ながら援助しています。そうではないスタッフが援助を行うと「介助抵抗・暴力」など、患者さんと看護者双方にとって好ましくない結果を招くことが多いのです。

　認知症者はセルフケアが低下する過程をたどります。つまり自分1人の力では生活が困難になることを示します。整容にしても入浴にしても本来健康に生きていくためには欠かせない行為なのですが、それすらもままならないもどかしさを認知症者はきっと抱えているのだと思います。私たち援助する側の考え方や気持ちのもち方1つで、援助を受ける側の人たちへのケアの質が変わります。自分たちは患者さんを優先に日々の業務を組み立てているか、「してあげている」という傲慢な気持ちになっていないか、常に自問をくり返しながら行うケア、それがより質の高いセルフケア援助につながるのだと私は考えます。

#04 移動

アクティビティ・ケアの5項目

🌸 移動という行為

　本項では移動のアクティビティ・ケアについてお伝えいたします。

　「移動」という行為は自分が動きたいように動く，行きたいところに行くという，ヒトがもつ普遍的欲求を叶えるための行動です。なんらかの身体障害（視力障害，聴力障害，麻痺，関節機能障害など）をもってしまったとき，共通して困難になる行動が「移動」であるといわれます。健常者であれば1人であたりまえにできる行動が，自分の力だけでは難しくなるのです。ヒトは本来「動きたい欲求」が起こったら，即座に実行しようとします。「移動」は様々な欲求を叶えるために欠くことができない行為です。この「移動」という行為を支えるための機能が障害されることで「移動」は困難になり，欲求が叶えられなくなるのです。

　身近なことでは，トイレに行きたけなれば自分でトイレに行き用を足します。のどが渇けば台所に行き，水を飲みます。お風呂に入りたくなればお風呂に行きます。少し距離を伸ばしてみましょう。仕事に行くために職場まで移動します。お買い物に行くためにスーパーマーケットまで移動します。もっと長距離の場合もあります。旅行に行きたいと思えば，様々な交通機関を使用して目的地まで移動します。これらの行為は健常者であれば自己完結が可能ですが，障害をおもちの方は，「移動」という行為が自己完結できず，大きなストレスを感じられるのです。障がい者のための介護フェアなどを覗くと，障がい者が自由に移動するための機器の開発や盲導犬・聴導犬のPRなどを多く目にします。それだけ自由に「移動」できることは，様々な欲求を満たすための基本的行動なのです。このことを健常者は普段意識しておらず，

「移動」は「できてあたりまえ」という感覚のなかで生活しているのです。

　高齢者になるとどうでしょうか。身体が高齢化するということは若いときのように思い通りに体が動かなくなることを自覚します。筋力の低下，持久力の低下，視力・聴力の低下，バランス感覚の不調，関節痛，関節可動域の変化など，これまで自分がもっていたイメージと同じように体が動かなくなります。そうすると，「移動」に関する自己完結の範囲が徐々に狭くなるのです。1人旅が難しくなり，近所のスーパーマーケットへの買い物もたいへんになります。次第に家のなかの行動にも支障が出始めるでしょう。このように，高齢になること自体が「移動」という行為に対し負の要因として関与し始めるのです。

認知症者にとっての移動

　では認知症者の移動について考えてみたいと思います。

　認知症者の周辺症状のなかに徘徊，道迷いなど「移動」に関連したものが見られます。これらの症状は自由に移動するための身体機能の障害がないにもかかわらず，記憶障害や地誌的見当識障害などが複合して起こる症状です。実際に徘徊の症状をもつ認知症者が行方不明になり，何十キロも離れた町で保護されたという事例もあります。この方は家に帰ろうとして家がわからなくなり歩き続けた結果でした。この事例は自由に移動できる能力が，かえって認知症者を危険な状況に陥らせてしまった事例ではないでしょうか。

　精神科に入院されている認知症者について考えてみましょう。精神科に入院が必要となる認知症者は在宅や，施設での生活介護が困難なほどの激しい周辺症状を呈した方が大半です。なかには，終日徘徊している方もおられます。身体機能が低下して，いまにも転倒しそうな状況で立ち上がり，転倒をくり返す方もおられます。ほかの患者さんの持ち物を触ってトラブルになることもあります。時には，トイレではない場所で用を足してしまうこともあります。これらの行動はケアする側から見れば「とても困った行動」となり，一刻も早く改善しなけ

ればならない「問題行動」として取り上げられてしまうのです。カンファレンスなどでこの「問題行動」の改善がテーマになると,「自由に動きまわれることでこの問題が起きている」という結論にたどりつきます。そうすると,解決策は「自由に動けない環境」をつくることになるでしょう。これまで精神科病院の認知症看護で行われてきた看護の本質的誤りが,認知症者の行動を「問題点」としてとらえ,解決しようとする看護モデルにあったのではないでしょうか。

　前述の通り,「移動」は自己の欲求を満たすための基本的動作なのです。したがって,この基本的動作を妨害されると多大なストレスにつながります。それが「自由に動けない環境」の本質です。認知症の患者さんに「徘徊があるから」「転倒するから」「迷惑行為があるから」などの理由で車イスベルトでの固定や,ベッド固定,隔離室の使用を行うことは,このストレスをさらに増長させます。そして,この状況をなんとかして「自由に動きたい」と行動することでさらなる周辺症状を形成していくのです。

　アクティビティ・ケアの概念を用いると,この問題の解決策が見えてきます。アクティビティ・ケアは,「認知症者がイキイキと活気のある生活を取り戻すためのケア技術」です。「自由に動けない環境」では,イキイキとした生活のための援助はできないでしょう。以下では,どのように「移動」を支えていけばアクティビティ・ケアになるのかをお伝えしたいと思います

アクティビティ・ケア「移動」のポイント

1) 動きたい欲求を叶える

　認知症ケアの現場でこのような場面を見かけます。

　車イスに腰かけてデイルームで過ごしていた患者さん。少し落ちつきのない目線と不安な表情が見られます。まわりには,ほかの方の援助をしているスタッフが数名いますが,その表情の変化には気づきません。患者さんは,車イスの肘かけの部分を持って立ち上がろうとし

ます。フットレストは足をおけるようにおろしたままです。患者さんは立ち上がりフットレストをまたごうとした瞬間、フットレストに足が引っかかり、危うく転倒しそうになりました。この状況を察知したスタッフは「○○さん、自分で立ち上がると転倒して危ないので、自分で歩かないでくださいね」と念を押します。

しかし数分後、その患者さんはまた同じ行動をとりました。スタッフは「○○さんがまた立ち上がるかもしれない」と注意を向けていたので、立ち上がろうとした瞬間に患者さんの肩を抑え、「さっきも言いましたけど、1人で歩くと転倒して骨折してしまいますから、歩かないでください。何度も同じことを言わせないで！」と激しい口調で伝えました。患者さんはそれでも立ち上がろうと、スタッフが抑え込んでいる手を払いのけようとします。「もうこの人、理解できないから。車イスベルトで固定するしか転倒を防ぐことはできない」と車イス安全帯を使用しました。すると、患者さんはなんとか車イス安全帯を外そうと安全帯をひっぱり、「この紐をとってください。お願いします」とスタッフに懇願を始めました。

この場面でスタッフのとった行動は、患者さんの安全を守るという観点からは問題がないように見えます。しかし、視点を患者さんに移してみるとどうでしょう。

患者さんはデイルームで車イスに座っているということが、なんらかの要因で困難になりました。その要因は「トイレに行きたい」「部屋で少し休みたい」「膝が痛くなったので少し立って体を動かしたい」「ただなんとなく歩きたくなった」など、様々なことが想定されます。しかし、結果として立ち上がりたい、歩きたいという欲求が生じたことは確かなのです。患者さんは自分の身体状況の評価は記憶、状況判断の障害により適切に行えません。そのため、「1人で歩いたら転倒するかもしれないから誰かに手伝ってほしい」という思いには至らないのです。そして、立ち上がろうとしたときに肩を抑え込まれると、驚き、恐怖、不安などの感情が生じ、「ただ歩きたいだけなのに、なぜ抑えら

れなければならないの」と思うでしょう。車イス安全帯は「認知症者の方では解除することができない」，そういう道具です。この道具を使用されることで患者さんは，「動きたい欲求」が，自由に行使できない苛立ちと，もどかしさに苛まれます。「この紐外してちょうだい―」と大声を発したり，スタッフに対して威嚇的・攻撃的な言動が現れることもあるでしょう。これらの言動は，「自由に移動したい」という欲求が叶えられなかったことに起因するのです。

　　ではこの場面，どのようにケアを行えばよかったのでしょうか。

　　患者さんの様子から立ち上がり動作が観察されたら，まず安全に立ち上がれるように車イスを広いところに移動しフットレストをあげます。そして，手を添えゆっくりと立ち上がりを介助し，「なぜ，立ちたかったのか」を尋ねましょう。「トイレに行きたい，部屋に帰りたい」などの明確な意思表示ができる場合は，その欲求に沿うようにします。その際，自分で歩行できる方は，少し歩行していただきます。また，欲求がうまく表現できない方の場合，手引きを行い数歩，歩行していただきます。1か所にじっと座っていることが苦痛になるのは健常者も同じです。少し歩いて気分転換ができたなら，欲求が叶えられ満足して，また車イスに戻られる方も多いのです。

　　このように「動きたい欲求」が起こった瞬間の対応の違いにより，患者さんが感じる印象も変わります。前半で述べた対応では，患者さんの欲求がかなえられないまま，転倒させないという観点から「自由に動かせない」援助でした。一方，後半で述べた対応は「動きたい欲求」をかなえることで，その後の感情の安定化，生活機能の維持・向上にも効果的なかかわりになるのです。実際，歩行に支障のある方は立ち上がりから数歩歩くだけで，「これ以上自分では歩けない」ことを身体感覚から自覚され，しゃがみ込んだり，「もういい，座らせてください」とおっしゃられたりします。しかし，実際に「動きたい欲求」をかなえられていることで，一時的にでも満足され，その後周辺症状の増強につながることはありません。この行為がたとえ数分ごとに発生する

としても，同じように数歩歩くという欲求を叶えるケアを行うことで，満足感を持続させることは可能なのです。

2) 動きたい欲求はセルフケア向上への糸口

　ここまで，早く動きたい欲求を察知してその行動を支えることが周辺症状緩和につながることを述べました。次に，このケアを継続していくと「患者さんにどのような変化が起こるか」についてお伝えします。

　前述の数歩歩いてはしゃがみ込む患者さん。この方にスタッフは「動きたい欲求」をかなえるケアを続けました。すると，はじまりは不安定な歩行で，まるで生まれたての小鹿がなんとか立ち上がったような状態に見えました。誰もが，この状態から歩行能力が回復していくことはないだろうと感じていたのです。しかし，ケアを継続していくうちに立位時のバランスが改善し，足取りがしっかりとしてきました。数日後には，歩行が数歩から数メートルに延びたのです。この事実にスタッフは困惑しました。「歩くと転倒するから，歩かせない」という思いから，「歩くことで様々な機能が回復していくのでは」という思いが芽生えたのです。

　座りっぱなし・寝かされっぱなしの生活様式では筋力，バランス，循環器機能など，様々な機能が廃用性障害を進めていきます。また，ケアするスタッフは，その状態に一度陥ると，回復するというイメージがなかなかもてなくなります。しかし，実際「動きたい欲求」をかなえるケアを始めると，数歩から数メートル，そこからトイレまで歩行，最後は車イスを使用しない生活を取り戻される方も多いのです。もちろん，その間には平行棒や手すりを使用した計画的な歩行練習も欠かせません。また，移動できるようになったことを生活のなかのセルフケアに反映させることも肝心です。

　実際に私が師長を務める病棟に入院される方の多くが，周辺症状により入院前の医療，介護機関で「動きたい欲求」への抑制を受けておられます。そのため，「歩行困難」「立位困難」といったセルフケア評価

を受けておられる方も多いのです。しかし，それらは認知症進行に伴うセルフケア低下ではなく，「医療や介護が原因で生じたセルフケア低下」の場合が多いのです。「動きたい欲求」をかなえるケアをさらに進めていくと歩行だけではなく，食事や排泄，コミュニケーション，睡眠などのセルフケア能力の回復も期待できます。歩かせないケアを行っていると排泄は床上排泄で終日おむつ着用，失禁状態のケアになります。しかし，歩行が少しずつ可能になることで，歩いてトイレに行き，自分で排泄をすることができるようになります。また，食欲や消化機能が低下し食事が進まない人も，自由に動けるように介助することで，食欲が増進し，消化吸収機能も改善して自分で食事をとり始めます。そして，自由に動けないというストレスがなくなるため，表情も笑顔と活気を取り戻します。

このように「動きたい欲求」をかなえるケアは，認知症者が一度喪失したように見えるセルフケア能力を回復するためにとても有効なのです。

3) 適切な移動補助器具を使用する

昨今，介護用具の進歩は目覚ましいものがあり，企業レベルにおける研究，開発は日々進んでいる印象です。移動に関する介護用具に関しても，これまでにない視点で開発が進められています。しかし，その多くが介護者の負担を軽減するという視点に立っており，また，AI技術導入などにより，高価で手の届かないものになるのではないかという危惧があります。

そこで，従来の移動補助器具を，適切に使用することから見直すことも必要ではないかと考えました。例えば，「杖」。杖は高齢者の象徴のような器具です。しかし，病院内で杖をついている認知症高齢者を見かけることはまれであり，特に精神科認知症病棟ではほとんど見かけません。これは周辺症状が強い患者さんに対する安全管理上の配慮かもしれませんが，長年杖をついてこられた高齢者の方からすれば，足

を1本なくしたのと同様の不自由さを感じるのではないでしょうか。ほかにも歩行器，手押しバギー，車イスなどが移動補助器具にあたります。これらの器具が，患者さんの状況に応じ，正しく使用できているかには疑問があります。

「本来移動のための手段である車イスをイスの代わりに終日利用している」「自宅で使用していた手押しバギーは不潔なので，院内に持ち込めない規則」「歩行器のサイズが1種類しかなく，サイズの適さないものを使用し，かえって危険な状況になる」。このようなことが現場で起こっているのです。正直に申し上げれば，私が師長を務める病棟でもこれらの問題に対して明確な解決策は示せておらず，今後早急に取り組むべき課題であると認識しております。したがって，この問題については読者の方と同じ，「問題提起」というスタンスで臨みたいと思います。

病院という特性上，生活に必要な補助器具は病院側で用意すべきであるという不文律があるのではないでしょうか。しかし，用意できる補助器具には限界があり，個人の体格や機能障害などに，すべて応じることは難しいでしょう。例えば，車イスではそのほとんどが規格サイズであり，フットレストの位置や若干の微調整は可能かもしれませんが，個人の体格に完全にフィットすることはまれです。そのため，サイズ不適応による姿勢維持困難や，褥瘡の誘発などの問題も生じます。

歩行器も同様です。男性と女性ではそもそもサイズに違いが生じてあたりまえですが，幅広いサイズを取り揃えている病院は多くありません。本来，移動補助器具であるはずの器具が適切に使用されないことで，患者さんが不快な思いをし，機能障害の回復に効果を発揮できていないという現状があるように感じます。

杖，手押しバギーの持ち込みでは，安全管理という考えのもとで規制している場合が多いのです。しかし，本来高齢者が長年使用してきた自分に適した器具を，病院内でも使用できるように配慮すべきでは

ないでしょうか。もしもそれがかなわないのであれば，病院中の至るところ，すべての場所に手すりを設置し，杖や手押しバギーがなくても同様の生活が維持できるような環境を提供する必要があると考えます。

　いま，健康寿命という概念が注目されています。これは，健康にイキイキと生活ができる状態を維持できる年齢，寿命を示します。この健康寿命を考える際，適切な器具の使用は健康寿命を支えることにも匹敵するのではないでしょうか。器具を個別に設えること，器具による安全，快適な環境を維持すること。これまで病院が見すごしてきたこれらの事象に，もっとスポットをあてねばならないと私は考えています。

ヒトは立つ・歩く・動くという視点をもつ

　これまで精神科における認知症看護において，「立つ・歩く・動く」ということをあまり重視してこなかった歴史があります。反対にこれらの行為は，認知症者の「危険行為」と見なされ，抑制されていました。なぜ，このようなことが起こったのでしょう。「認知症になると自分の判断で動くことは危険なことだ」という神話のような考えが，現場のスタッフを支配しています。たしかに，観察とケアが不十分な中ではこの考えも否定できません。しかし，想像してください。自分の動きたいという欲求が抑制される生活を。その生活がどれほど苦痛で不快でみじめなものか。ヒトは様々な欲求を満たすために「2本足で立ち，歩き，移動する」，そういう生き物なのです。

　認知症者が自由に動いてもよい空間を考え，提供すること。そのことによって根本的に認知症ケアが変化するのです。「すべてのヒトは立つ・歩く・動く生き物である」という認識をケアする側がもつこと。自分の感覚に置き換えて相手の苦痛を感じる感性をもつことが，「移動」のアクティビティ・ケアのコツであると思います。

#05 コミュニケーション

アクティビティ・ケアの5項目

■ コミュニケーションのもつ意味

　われわれヒトは多くの時間をコミュニケーションに費やして生きています。ヒトも生まれたときは，野生動物と大差のないコミュニケーション能力なのですが，成長とともに様々なコミュニケーション能力を身につけます。コミュニケーションの方法には生まれた国や文化，年齢や地域によって若干の違いはありますが，その基本となる行為に大差はありません。

　ヒトはコミュニケーションによって相手から感情，意思，思考などの情報が伝えられ，その情報を適切に理解し，さらに情報を送り返すことで，高度な社会生活を営んでいます。コミュニケーションは，高度な社会を支える基本となる行為であると同時に，ヒトとヒトがかかわる際に欠くことのできない能力なのです。

■ 認知症者とコミュニケーション

　認知症者がコミュニケーションをうまくとれなくなる要因の多くは，認知症疾患による大脳機能障害です。特に，情報伝達に必要な情報発信機能，情報受信機能が障害を受けることでコミュニケーション能力が障害されます。表2に情報発信機能と情報受信機能の分類を示します。

　ここで注目したいことは，コミュニケーションは情報の発信・受信ともに視覚，聴覚，発声，運動という本能に根差した能力以外に認知機能が大きくかかわるという点です。

　認知症者のコミュニケーションの特徴に戻ります。認知症者は大脳機能障害が緩徐進行し，コミュニケーションに必要な様々な機能が障害されます。そのため，多くの認知症者に進行とともにコミュニケー

表2　情報発信機能と情報受信機能の分類

情報発信機能
声を出せる（発声機能）・言葉を話せる（発語機能，言語機能，認知機能）・字が書ける（書字機能，認知機能）・絵やマークで表すことができる（抽象化機能，認知機能）・身振り手振りで表すことができる（運動機能）・表情筋を動かすことができる（運動機能）・目が見える（視覚機能）・表情や顔色の変化がわかる（視覚機能，視覚認知機能）・伝えたいことをまとめることができる（思考，記憶，認知機能）

情報受信機能
耳が聞こえる（聴覚機能）・言葉を理解できる（言語機能，認知機能）・目が見える（視覚機能）・字が読める（書字機能，認知機能）・表情や動作が何を意味するかわかる（顔貌認知機能，マーク認知機能，認知機能）・情報を保続することができる（記憶，認知機能）

ション障害が起こることが多いのです。看護者はそれぞれの患者に生じている障害の特徴をよく理解し，個々人に応じた工夫を行うことで，障害を受けたコミュニケーション能力を補い，双方向のコミュニケーションが可能になります。

カンフォータブル・ケアとコミュニケーション

　カンフォータブル・ケアは認知症者との円滑なコミュニケーションをはかる技術でもあります。このように書くと，「カンフォータブル・ケアは周辺症状の緩和に役立つケアだったはずでは？」と疑問をもたれる方もおられるでしょう。

　ここで，コミュニケーションがうまくいかない場面を想像してみてください。「伝えたいことがうまく伝わらない」「相手が何を伝えたいのかわからない」，このような状況はお互いにとって，とても不快でストレスフルです。不快でストレスフルな状況は，認知症者の周辺症状と看護者の陰性感情を引き起こす要因となります。それだけコミュニケーションがうまくはかれないということが，双方にとってデメリットとなり，ケアそのものが破綻する要因となりやすいのです。また，周辺症状の多くは認知症者の情報受発信能力の障害と看護者の知識，理解不足に起因することが多いのです。そのため，カンフォータブル・ケアには必然的に認知症者との円滑なコミュニケーションを行うため

の技術がふんだんに盛り込まれているのです。

🌸 アクティビティ・ケアを用いたコミュニケーションのポイント—

1) コミュニケーションの方向性を示す

　認知症者へのケア場面で次のような誤ったケアを見かけます。それは，ケアを行う看護者は患者さんに向かって言葉を発信したつもりでも，それが相手に届いていない場面です。認知症者は聴覚，視覚の衰えとともに，注意，関心の方向性が狭くなる傾向にあります。そのため，健常者と同様の声のかけ方では，相手に伝わりません。こちらは発信した言葉が伝わっていると思ってケアを開始すると患者さんはびっくりしてしまいます。

　認知症者とのコミュニケーションでまず気をつけたいことは，相手が自分のことを認識したかどうかを確認することです。そのためには，「私はいまからあなたに話しかけますよ」という強いメッセージを送ることが必要です。その際，「相手と目線を合わせる，笑顔を向ける，やさしく触れる」というカンフォータブル・ケア技術を活用します。ケア対象の患者さんが，ケアを行う看護者を認識しなければ，円滑なコミュニケーションは生まれません。反対に，患者さんが看護者を認識できれば，ケア展開は比較的容易なものに変わるでしょう。

2) 言葉が伝わる工夫を行う

　言葉を用いたコミュニケーションをはかる際，コミュニケーションの相手となる患者さんの言語理解力や会話保続能力を把握しておく必要があります。この把握は入院時からのかかわりにより容易に行えます。長い文節が苦手な患者さんは会話保続能力が障害されているため，一度にたくさんの内容を盛り込んではいけません。

　例えば，「今日は天気がいいので気持ちいですね。お散歩に行きませんか」と声をかけたとします。このなかには，①天気がよい，②気持ちがよい，③散歩に行こうというメッセージが含まれています。会話保

続能力が障害されると，この3つのメッセージがうまくつながらず，混乱しやすくなります。そこで，以下のように再構成する必要があります。

　　看護者「今日は天気がいいですね」
　　患者さん「そうですねえ，いいお天気ですね」
　　看護者「とても気持ちがいいですね」
　　患者さん「いい気持ちです」
　　看護者「お散歩でもいかがですか」
　　患者さん「散歩行きたいねえ。連れて行ってくれますか」

　このように1つの会話にメッセージを1つだけ入れるように工夫し，そのつど患者さんの反応を確認します。そうすることで，メッセージに対する反応はスムーズになり，患者さん自身が言葉を発することで記憶の強化につながり，連続したメッセージが伝わりやすくなります。

　言葉を用いたコミュニケーションというと，自分の口から発する言葉のみを使用すると錯覚しがちですが，認知症者との言葉を用いたコミュニケーションでは，言葉以外の要素が特に重要になります。例えば，徘徊しながら女性の部屋に入ろうとしている男性患者さんに，「ここは女性のお部屋ですよ，あちらのデイルームに行きませんか」と声をかける場合，「あちら」がどちらをさすのか理解できないかもしれません。こうした場合，「あちら」と言うときに，大きく全身でデイルームの方をさし示すとよいでしょう。そうすると自分がこれからどこに向かって歩いていけばよいかわかります。

　このように，言葉と同時に表情や動作を用いることは，認知症者のケアを行う際に重要になります。このときのポイントは，自分でも恥ずかしいと思えるくらいのオーバーアクションで行うことです。

3) 話題は患者さんの年齢に合わせる

　楽しく会話をすることは脳機能の活性化，情動の安定化に有効です。また，患者さんの多彩な人柄を知るうえでも大切なケアです。しかし，楽しく会話をする際，看護者と患者さんの年代のズレが障害となるこ

とがあります。

　例えば，芸能人の話題で会話を行う場合，患者さんは美空ひばりや石原裕次郎の話で盛り上がります。しかし，スタッフにその話題に関する知識がなければ，せっかく盛り上がった会話が途絶えてしまいます。特に20〜30歳代の若いスタッフにこの傾向が強く，音楽を用いたレクリエーションでも，「青い山脈」や「高校三年生」が歌えないということが起こります。高齢者，認知症者とかかわる職種は，その方たちの世代のニュース，文化を知っておかなければならず，積極的に学習するという態度が必要です。

　また，その方の個人史を知っておくことも大切です。私たちは患者さんが入院してくると，その時点からおつきあいが始まります。そのため，患者さんが健康でイキイキしていた時代の姿や思いに触れることはできません。しかし，患者さんにもそれぞれの個人史があり，その歴史のなかで現在があるのです。どのように生きてきたか，何を大切にしてきたか，うれしかったこと，悲しかったことなど，様々な事柄を本人・ご家族から聞かせていただきましょう。ご家族にお願いして患者さんの若いころの写真を見せていただくこともよいでしょう。見違えるようなきりっとした表情や，子どもたちにやさしく微笑む姿を見ると，ケアを行う自分たちの思いが変化してきます。

4) 非言語をうまく利用する

　認知症疾患の中で，言葉の障害が比較的早く現れるといわれているのが，前頭側頭葉型認知症です。また，前頭側頭葉型認知症以外でも，脳血管性認知症の局所神経症状として，感覚性失語症や運動性失語症を発症します。このような言語でのコミュニケーションが難しい障害をおもちの患者さんとのコミュニケーションには，誰しも困難を感じます。このような場合，患者さんとのコミュニケーションをあきらめてしまい，一方的なケア提供に陥りがちです。しかし，言葉の理解がうまくできなくても，「字の認識ができるのではないか」「絵やマークは

どうだろう」「ジェスチャーなら伝わるかな」など，様々な工夫を行う余地が残されています。脳血管性認知症により，感覚性失語症を発症した患者さんとスタッフとのやりとりで，次のような場面がありました。

　ある患者さんに「お風呂に入りませんか？」と声をかけ，浴室に行くためにそっと手をとると，患者さんはその手を払いのけ，その場に座り込んでしまったのです。しばらくして，別のスタッフが浴室に誘導するために訪室しました。すると，患者さんは浴室まで行き，自分で服を脱ぎ始めたのです。はじめに誘導したスタッフが，「どうやって誘導したの？　私のときは拒否されたのに」と質問しました。うまく誘導できたスタッフは，声かけと同時に頭を洗う仕草や，背中をタオルで洗う仕草，つまり「入浴とわかる仕草」を見せたのです。言葉は理解できなくても，ジェスチャーを理解できた患者さんは，自分の意思で浴室まで行くことができたのです。

5) 不足した情報を補い，思いをくみ取る

　コミュニケーション能力が障害されると，自分の思いを伝えるための情報発信量が極端に低下します。そのため相手にうまく伝わらないことでイライラしたり，悲しい気持ちになります。看護者には，その不足している情報を補う能力が求められます。

　言語の障害があり，イライラし始めた患者さんに，「なんでイライラしてるのですか？」と話しかけたスタッフがいました。その患者さんは「クロマティー，ク，ロマティー」と声を発するだけで言葉にならず，双方とも途方に暮れていました。その状況を見ていた別のスタッフは，冷蔵庫からミルクティーを取り出し，指でさしながら「これですか？」と尋ねました。患者さんはにっこり笑ってうなずき，美味しそうに飲み始めたのです。この患者さんは「のどが渇いたのでミルクティーが飲みたい」と伝えたかったのでしょう。しかし，言葉がうまく操れず，精一杯の表現が「クロマティー」だったのです。「ミルクティー」と「クロ

マティー」の2つの言葉を関連づけたこのスタッフの行動は，大ファインプレーです。日頃から患者さんに関心を向け，何を伝えたいのか想像する感性を身につけていたのでしょう。

このように不足した情報を予測し，コミュニケーションに活かすためには，日頃から患者さんに関心を向けることが必要です。「この患者さんの情報発信能力はどの程度か。この行動の本当の意味はなんだろう。いま何をしたいと思っているかな」と常に患者さん目線で感じ考える感性をもつことが大切です。

6) 偽会話にも気長につきあう

認知症が進行すると，コミュニケーション能力はさらに障害され，発する言葉は意味をもたなくなり，話しかけた言葉も届きづらくなる時期がきます。この時期になると，「偽会話」と呼ばれる症状が見られるようになります。「偽会話」とは，認知症者同士が複数で楽しそうに会話しているように見えるのですが，よく観察するとお互いの会話がまったくかみ合っていない状態のことをさします。時には，看護者もこの偽会話に加わってみることをお勧めします。何も難しいことはありません。患者さんが言葉にならない言葉を発している合間に「ほう，そうですか。なるほど。へえー。いいですねえ」など，笑顔で相槌ちを打ちながら話を進めていくのです。言葉にならなくても患者さんは楽しそうに話し続け，そこには必ず双方向コミュニケーションが発生しています。会話を続けると，その中から理解できる単語が出てくることもあります。その単語を利用して，さらに会話を続けていくことも可能です。「あの人いつも独語してる，言葉がなくなってしまった」ととらえるのではなく，「まだコミュニケーションをとりたいという欲求は残っている」と解釈して，偽会話がある患者さんにも積極的にコミュニケーションをとることをお勧めします。

7) 認知症末期のコミュニケーション

　認知症末期と呼ばれる状態は大脳皮質機能が大きく障害された状態であり，外部からの刺激に反応が鈍くなります。身体的には寝たきりの方が多く，一見すると「何も感じていない」状態に見えることもあります。しかし，この状態でも刺激への反応が鈍くなっているだけで，感じる能力は保たれています。自分に向けられた顔が無表情なのか，笑顔なのか，やさしくていねいに触れられているのか，雑に扱われているのかも感じています。そのため，認知症末期の方をケアする際は，さらに配慮の行き届いたコミュニケーションが必要となります。1つ1つのケアにていねいに声をかけてください。やさしく触れてください。驚いたり，怖くなるようなかかわりは厳禁です。痛みや苦痛も極力避けてください。そうしたきめ細かなケアを行うと，認知症末期の方の表情が和らぎ，全身の緊張感が緩和されます。

　本項では，認知症者とのコミュニケーションについてお伝えしました。最後に大切なこととして，「認知症は進行とともにコミュニケーション障害が進むこと」「われわれ看護者はその障害を補いながら，双方向コミュニケーションをはかる努力をする必要があること」をもう一度強調したいと思います。

　認知症者とのコミュニケーションにおける究極の目的は患者さんの笑顔です。自分がかかわる患者さんがどうすれば笑ってくれるか，そう考えてかかわるだけで認知症の方とのコミュニケーション技術が向上するでしょう。

Comfortable

part 3
身体拘束最小化

カンフォータブル・ケアは極力不快刺激を排除し，快刺激を提供することにより，周辺症状の緩和をはかることを技術化したものです。私たちがいくらカンフォータブル・ケアに一生懸命取り組んでも，ヒトがもっとも不快だと感じる動きたい欲求を制限される身体拘束を行った状態であれば，周辺症状は緩和しません。それどころかさらに周辺症状を悪化させる可能性すらあります。カンフォータブル・ケアは，できる限り認知症者に身体拘束を行わないということを徹底することから始まります。

カンフォータブル・ケアと身体拘束①

part1, part2では認知症者へのカンフォータブル・ケアとアクティビティ・ケアの重要性と、そのポイントについてお伝えをしてきました。ここまでの内容で精神科病院における認知症ケア技術はご理解いただけたと思います。

精神科における認知症看護の質の向上をはかるためにはカンフォータブル・ケア、アクティビティ・ケアだけでは不十分です。カンフォータブル・ケア、アクティビティ・ケアと同時に認知症者への行動制限最小化に努める必要があります。

ここからは行動制限最小化の必要性について、これまでの精神科病院における認知症看護の歴史を紐解きながら、お伝えしたいと思います。

認知症が社会問題化した背景

認知症は「認知症」という病名に変更されるまでは「痴呆」と呼ばれる疾患群でした。近所で高齢になり認知症を発症すると、「○○さんのおばあさん、最近少しボケたねえ。大丈夫かしら」と地域コミュニティでの見守りや声かけなどをしていたのが、約30年前の印象です。そのころは認知症がまだ社会問題化しておらず、有吉佐和子さんの『恍惚の人』という小説と映画が、その問題をいち早く提唱していたことだけを記憶しています。このころから日本社会は高齢化の道をひた走り、長寿世界一の国として認知されるようになりました。認知症者の増加と高齢化、平均寿命の伸延は決して無関係ではないといえるでしょう。しかし、認知症者が増加したことだけが、認知症に関する社会問題の要因ではありません。人口のドーナツ化現象、都市集中化、核家族化

により，これまで存在した「地域で認知症の方を見守る土壌」が失われたことが最大の要因ではないかと考えます。地方は過疎化が進み，住民の高齢者率は上昇の一途をたどり，「限界集落」と呼ばれる地域ではコミュニティを形成すること自体が困難になっている状況です。

このように地方では都会から置き去りにされてしまった認知症高齢者が行き場を失っていきます。地域のもつ力の喪失がこの現状にさらに拍車をかけていきます。一方，都市部ではどうでしょうか。地方から都会に出てきた若者（団塊の世代）が65歳を迎え，一斉にリタイアし始めたのが，いまから数年前です。現在はまだ，団塊の世代の親世代が認知症問題の多数を占めているといえますが，あと10年もたてば団塊の世代が多数となるでしょう。団塊の世代の特徴は，都市部に生活拠点を構えている方が多いということです。都市部は地方に比べ，地域コミュニティが希薄であるといわれます。「向こう三軒両隣」は遠い過去のお話で，子どもには「知らない人とあいさつをしてはいけません」と教えなければならないような，ある意味で殺伐としたコミュニティのありさまです。また，高齢者が都市部に集中することで介護サービスの不足，介護施設の不足がより顕著となりました。そのような状況のなかで，認知症者の受け皿を介護が担うことが示唆されてきました。すると介護の現場は高齢者，認知症者で溢れかえってしまったのです。これが約20年前から始まった「認知症問題」です。

❀ 介護現場における身体拘束廃止と精神科病院の認知症医療の始まり

2000（平成12）年施行の「介護保険法」では介護現場での身体拘束について，当初から禁止規定を設けておりましたが，利用者，特に認知症者への身体拘束が問題となり，2001（平成13）年に『身体拘束ゼロへの手引き』が配付され，啓蒙，普及活動が開始されます。2006（平成18）年，介護保険法改正において「身体拘束廃止未実施減算」が導入され，介護現場での身体拘束は急速に減少しました。この取り組み自体は画期的な取り組みであり，介護の夜明けのような出来事だったと考えま

す。

　しかし，介護現場での「身体拘束廃止未実施減算」が奏功し，介護現場で身体拘束を行わなくなった時期と，精神科病院に周辺症状の入院患者が増加した時期が，ほぼ一致しているのではないかと私は感じています。「介護現場での身体拘束ゼロと精神科病院認知症患者の増加」，一見無関係に見える2つの事象が実は直線でつながっているとしたら，何を意味するのでしょう。

✿ 介護現場では本当に身体拘束ゼロを達成したのだろうか──

　私が看護の職に就いたのはいまから25年ほど前です。そのころ，認知症者の存在がこれほど医療界でクローズアップされるとは思ってもいませんでした。特に精神科治療の対象として認知症者をとらえることはまれで，入院患者の中でもごく少数であったと記憶しております。しかし，2000年代半ばになると，精神科医療の現場に認知症者が少しずつ増加していきます。2006（平成18）年，認知症治療病棟が新設され認知症治療が精神科治療に組み込まれました。くり返しますが，介護現場での「身体拘束廃止」と，精神科病院での「認知症治療病棟」新設の時期はほぼ一致しています。これは介護現場でケアが適切に行えなくなった周辺症状を呈する利用者が，精神科に流れ込んだ結果ともいえるのではないでしょうか。

　介護現場が周辺症状への適切なケアを構築したうえで，「身体拘束ゼロ」を達成したのであれば，その成果は世界に誇れるものであったでしょう。しかし，その実態はケアの場を介護現場から精神科病院に移すことで，介護の領域で認知症周辺症状を呈する利用者を対象から外すという行為だったのではないでしょうか。

　当時，認知症者の入院相談は在宅生活者よりも介護施設入所者のほうが圧倒的に多く，入院に付き添う施設職員からは，周辺症状について施設でどんなことが起こったのか，どんなに大変であったかをこと細かに教えていただきました。そして，最後に決まって「施設では身体

拘束ができませんので，これ以上は対応できません。精神科でお願いします」とおっしゃられるのです。

　私は介護に携わる方々を責めるつもりはまったくありません。このような状況に至る経過の中に，人員不足，過重労働などの問題が潜んでいることも理解しています。私がなぜあえて介護現場の事象と，看護現場の事象を並列でお伝えするかといえば，この2つの事象を客観的な歴史として正しく認識し，過去を見直し，これから訪れる想定外の高齢化社会にともに立ち向かっていくために，認知症介護・看護のこれまでの歩みを誰かが語る必要があると思ったからです。

看護現場の混乱と過ち

　次に，看護現場での混乱と過ちについて述べます。

　認知症治療病棟が新設された2006（平成18）年当時，精神科病院の現場で認知症への適切な理解と根拠に基づく看護が提供されていたでしょうか。私自身を振り返ると，当時認知症といえば，アルツハイマー型認知症と脳血管性認知症の違いがあることを知っているくらいの知識で，その違いについても詳しくは知りませんでした。まして周辺症状と中核症状の違い，どの症状をターゲットに治療がなされるのかなど，現在では当然知っておくべき認知症の基礎知識ももちあわせていませんでした。このことは私個人に限ったことではなく，精神科病院で働く看護師の多くが同じ状況だったのではないかと思います。

　2000年代半ば，認知症の入院患者が徐々に増加し始めたとき，精神科看護の現場で一体何が起こっていたのでしょう。

　精神科病院の治療対象は長年，統合失調症，うつ病などの内因性精神疾患が多く，近年になって認知症がその対象となりました（老年精神医学としての認知症疾患概念の確立は統合失調症治療と同様の歴史をもつが，周辺症状への治療的介入を精神科認知症治療ととらえることはなかった）。そのため，認知症に関する疾患理解，ケア技術の構築が行われないままに，看護現場に認知症者が押し寄せてきたという印

象です。ご存じの通り，周辺症状のなかで介護施設において対応困難になりやすい「興奮，焦燥感，暴力，抵抗，徘徊」は一見すると統合失調症の陽性症状，または精神運動性興奮と近い状態に見えます。私たち精神科看護師は，認知症治療に対する適切なモデルをもたないまま，知らず知らずのうちに統合失調症急性期治療モデルを流用していたのでしょう。統合失調症急性期治療モデルは，急性期症状を呈する統合失調症患者の刺激の緩和と，自傷他害への危険リスク回避のため，抗精神病薬を投与し，精神保健指定医が必要と判断した場合，身体拘束，隔離などの行動制限を一時的に行い，精神症状の鎮静化をはかるものです。

　このモデルはあくまで回復を前提とした一時的処置なのですが，それ以外のモデルをもたなかった当時の精神科医療では，認知症者にもこのモデルを流用したのです。その結果，認知症者に起こることは，精神科経験のある看護師であれば容易に想像がつきます。抗精神病薬を投与され，身体拘束をされた認知症者は，抗精神病薬の作用，副作用により，過鎮静，薬剤性パーキンソニズムが現れます。そのため，食事，水分がとれなくなり身体的に衰弱していきます。筋力，関節機能も障害され，自力歩行で入院してきた患者が瞬く間に歩行困難になり，転倒をくり返すようになります。本来，認知症周辺症状の緩和が目的で入院したにもかかわらず，周辺症状は一向に改善しません。そればかりか中核症状も本来の進行を上回る速度で進行していきます。しかし，これらの事象を目のあたりにしても，疑問をもつ看護師は少なかったため，これまで精神科病院内で起こる認知症治療の実態を語られることは，ほとんどありませんでした。

　2012（平成24）年11月21日，NHKクローズアップ現代＋で「"帰れない"認知症高齢者　急増する精神科入院」という特集が放映されました。このショッキングなタイトルからもわかるように，社会はこの問題に気づき始めたのです。私は介護現場の方とお話しをする機会が多いのですが，その方々から次のような意見をうかがうことがあります。

「私は精神科病院に認知症の方を絶対に入院させたくありません。精神科病院では強いお薬を飲まされて，括られて動けなくされて，認知症がどんどん進んで廃人のようにされてしまう。そして入院したら最後，生きてお家に帰って来られないでしょう」。

読者のみなさん，この言葉をどう受け止めますか。このように話すのは，介護現場の一部の方だとお考えですか。残念ながら，内容に差はありますが，少なくない介護現場の方がこの言葉に近い感覚をおもちなのです。私もこの言葉をはじめて聞いたとき，精神科医療に対する偏見が，あまりにも強すぎると憤りすら感じました。しかし，冷静に考えると，彼らの言葉は真実と誤解の入り混じった見解であると思うようになりました。在宅や施設で認知症者の生活を一生懸命支えてきた介護現場の方から見ると，精神科病院で行われてきた治療のあり方に疑問をもつことは，ある意味正しいといえます。しかし，前述の介護現場での身体拘束廃止の影響を，精神科病院が受け皿として担ってきた歴史を振り返ると，精神科病院にばかり責任を押しつけてほしくないとも思いました。

私があえて「看護現場の混乱と過ち」という見出しにしたのには理由があります。そうです。私たち精神科看護の現場は，認知症看護をどのように行えばよいのかわからず混乱し，その混乱から誤った治療モデルを導入してしまい，それが現在も脈々と受け継がれているということをわかってほしいからです。介護現場の方たちは，その一側面を目のあたりにしたことで，精神科病院への入院に拒絶反応をもつようになったのでしょう。

この事象は看護だけの責任ではなく医療，介護，ひいては当時の認知症者を取り巻く社会全般の対応の不備であったと思います。

❀ 身体拘束をやめることから始まる認知症看護

何度もくり返しますが，精神科病院における認知症治療の目標は，周辺症状を早期緩和し，在宅または施設への早期退院をめざすことで

す。この目標に真摯に取り組むためのいちばん大きな障壁はなんでしょうか。それは身体拘束です。周辺症状が出現する機序に不快刺激への反応が大きく関与することを，part1「快刺激と不快刺激について考える」でお伝えしました。また，アクティビティ・ケア#4「移動」では，動きたい欲求が制限されることは，生理的に最大の不快であることもお伝えしました。そして，カンフォータブル・ケアは極力不快刺激を排除し，快刺激を提供することにより，周辺症状の緩和をはかることを技術化したものです。私たちがいくらカンフォータブル・ケアに一生懸命取り組んでも，ヒトがもっとも不快だと感じる動きたい欲求を制限される身体拘束を行った状態であれば，周辺症状は緩和しません。それどころかさらに周辺症状を悪化させる可能性すらあります。

　カンフォータブル・ケアは，できる限り認知症者に身体拘束を行わないということを徹底することから始まります。身体拘束には様々な器具が使用されます。体幹ベルトによるベッド拘束，車イス安全帯による車イス拘束，ミトングローブによる手指の自由を奪う拘束，つなぎ式衣料による自由に衣類を着脱できなくする拘束。これらの行為は各病院が規定を設け，「何を拘束扱いとするか（また，何は拘束にあたらないか）」を明記していることが多いのです。しかし，認知症者にとっては，どの行為も大差のない同様の不快刺激となります。精神保健福祉法の解釈により，それぞれの病院で独自の規定を設けることは，やむを得ないのかもしれませんが，これらの行為を続ける限り，周辺症状の緩和は困難となります。そればかりではなく，本来行われるべきである，周辺症状緩和のための新たな創意工夫はなされず，漫然と身体拘束が行われる危険性が生じるのです。

　では，身体拘束を行わないケアをみなさんは想像できますか。興奮，焦燥感などの周辺症状に対し，身体拘束を行わない，転倒，転落防止のために，身体拘束を行わない，迷惑行為防止のために，身体拘束を行わない，そこから始まるケア技術こそがカンフォータブル・ケアであり，アクティビティ・ケアなのです。もし，なんの技術ももた

ず行動制限を廃止すると,現場は大混乱するでしょう。それはあたかも,介護現場が拘束廃止を打ち出したときとそっくりな現象なのです。2006(平成18)年当時,介護現場で本来行われるべきであった,「身体拘束を行わずにケアが提供できる技術」の構築が,いまやっと社会から求められるようになり,実現可能な技術となったのです。

カンフォータブル・ケアは私が認知症病棟の管理を任されるようになり,これまで漠然と感じていた認知症者に対する医療の違和感を,現場で目のあたりにしたことから考え始めました。その際,もっとも大きな違和感が身体拘束でした。現場で疲労し燃え尽きていくスタッフに,どうすれば看護本来のやりがいとモチベーションを提供できるか,患者さんが,どうすれば穏やかで元気にイキイキと残りの人生を暮らしていけるか,より具体的でシンプルな伝え方はないか。そのようなことを突き詰めた結果,このケア技術はできあがりました。いわば認知症看護現場で踏ん張るスタッフが生んで育んでくれた,そんなケア技術です。

❁ 精神科病院がめざすべき認知症看護

ここまで,介護現場と看護現場で起こった事象を私なりに整理してきました。ここで私がお伝えしたいことは,2000年代半ばから始まった認知症問題の初期対応における不備が,現在の認知症治療に大きく影響しているということです。その影響により,もっとも不利益を被ったのは誰でしょうか。そうです。それは認知症を罹患された当事者の方,または認知症の方を支えるご家族なのです。仮に2006(平成18)年「身体拘束廃止未実施減算」とともに介護現場において,身体拘束を行わずに認知症周辺症状へのケアを行う技術が開発できていれば,精神科病院に周辺症状の方が入院してくることも少なかったはずです。

過去を変えることはできません。しかし過去を検証し,過ちを真摯に反省することで,認知症ケアをより質の高いものにつくり変えていくことはできます。すべての医療機関,介護機関がこの問題に取り組

んでいくことにより，遅れてしまった10数年を取り戻していくことが可能なのだと考えます。

　私は精神科病院における認知症医療の今後に危機感を感じています。まだまだ，精神科病院における認知症看護が確立されているとは言い難い現状だからです。2025年には，認知症者が700万人に達すると想定されています。現在，早期発見，早期介入により認知症の進行自体を遅延させる試みや，新たな治療メソッドが種々発表されています。しかし現在，認知症の発症を食い止める手立てはなく，やがて進行とともに，周辺症状が出現することを止めることもできません。であるならば精神科における認知症治療，認知症看護を見直し，「周辺症状の治療は精神科で任せたい」「周辺症状で困っていたけど精神科に入院してよかった」と社会から認知され信頼される，そんな治療現場に変わっていかなければならないのではないかと考えています。多くの精神科病院が，現状のままのケアを行うことで「精神科病院では認知症患者の適切な治療はできない」という烙印を押されてしまいかねないとも感じています。

　現在では，ユマニチュード，バリデーション・ケア，パーソンセンタード・ケアなど様々な認知症対応技術があります。カンフォータブル・ケアにこだわらず，どの技術を使ってもいいと思います。自分の組織で使いやすいと思うものを選んでください。いまここで精神科における認知症看護を見直し，全体の質を向上することが急務なのです。

　最後に，最近お話をする機会をいただきました「北海道若年性認知症の人と家族の会（北海道ひまわりの会）」の平野雅宣理事長から次のようなお言葉を頂戴いたしました。

　「やっと精神科病院でこのような取り組み（カンフォータブル・ケア，身体拘束最小化）に目を向けてくれるようになったんですね。もっと早

くこの取り組みがなされていれば，断腸の思いで精神科に預けるという気持ちにはならなかったでしょう。施設やデイサービスから対応困難なので精神科に，といわれることがとてもつらかった。でも精神科以外は受け入れてもらえない。入院すると，どんどんひどくなる，そんな家族を見るのがつらかったのです。しかしこれからは安心して治療をお願いできますね。本当によかったです。この取り組みは全国規模で起こっているのですか。そうであればこんな心強いことはありません」。

　このお言葉からも私たちが求められているケアの方向は明示されています。まずは自分の勤務している病院の認知症患者への身体拘束を見直しませんか。ご自分のできる範囲で結構です。そこから患者中心のケアがきっと見つかります。それがきっとカンフォータブル・ケアへとつながります。それぞれの病院の小さな努力と実績が，やがて大きなうねりになることを信じています。

カンフォータブル・ケアと身体拘束②

🟣 身体拘束を行わずにケアを行う方法

　前項でカンフォータブル・ケアを行うためのもっとも大きな障壁はベッド固定、車イス固定などの身体拘束を認知症者に対し漫然と行うことであるとお伝えしました。精神科病院での認知症者への身体拘束をなくすことこそが，精神科認知症医療，看護の質を向上させる効果的な手段なのです。本項では精神科認知症病棟で身体拘束を行わずにケアを行う方法について，私のこれまでの取り組みを通じて，その方法をお伝えします。

🟣 「身体拘束0作戦」の取り組み─第一印象

　2014年，私は長年勤めた前任地を退職し，札幌にある当院の面接を受けました。その際，病院案内をしていただいた時に目にした光景を，私は強く胸に刻み，生涯忘れないでいたいと思いました。その光景とは，入院患者の約半数のベッドに身体拘束器具が設置されている，車イスに乗車している患者さんは全員車イス安全帯を使用している。患者さんが過ごすデイルームではスタッフの姿を見かけず，スタッフはスタッフルームで業務を行っていました。車イスに座られていた患者さんが私に「ちょっとー，トイレに連れていってー」と訴えていたため，近くにいたスタッフに「この方，お手洗いに行きたいみたいですよ」とお伝えすると，そのスタッフはあいまいな表情を浮かべ，何も言わず私の視界から消えていきました。いまでも鮮明に覚えている光景です。面接を終えた感想は，「これはひどいな」と率直に思いました。しかしその思いと同時に「よし，やってやろう」という意気込みが湧いてきたことを覚えています。そして変革への手ごたえをモチベーションに変

えて、新天地でやっていこうと腹を括ったのでした。

師長に就任

　入職後すぐ、看護師長の職を拝命しました。その際、看護部長から「認知症病棟運営に関するすべての権限を委譲します」とおっしゃっていただきました。この言葉をいただいたことで、私は自分の経験と技術を発揮してもよいという、組織の保証を得たことを確認しました。

　就任のあいさつもそこそこに、瞬間、瞬間、私の目に飛び込んでくる誤ったケアの数々。正直驚きました。本書で私が誤ったケアとして取り上げた事例は、すべてその当時の当院で行われていたものだったのです。私はなぜこのような誤ったケアがくり返されるのかを考えてみました。いちばん大きな理由は、やはり認知症看護に対する知識と技術の不足です。現場のスタッフに認知症疾患について基本的な質問をしても、質問の意味すら理解せずキョトンとしている。焦燥感の強い患者に不安を煽るような表情、口調での対応など、当時のスタッフはそれが当然といわんばかりの有り様でした。誰も認知症疾患、看護について教えられてこなかったために、誤ったケアがくり返され、負のスパイラルにどっぷりと浸かっていたのでした。

　就任直後、病棟スタッフ全員に対し、今後この病棟はこのように変化していくという「変革ビジョン」を伝えました。周辺症状を治療の対象として早期治療、早期退院（施設を含む）を第一の目標にすること、入院者、退院者ともに増加し回転の速い病棟になること、非薬物療法を充実し身体拘束、抗精神病薬を第一選択にしない看護を展開すること、多職種との連携を強化することなどを説明しました。この説明だけでは不十分なことは想定できていたため、認知症看護を行うために必要な知識、技術の研修会を7回シリーズで開催しました。このシリーズは全員出席してもらうために、同一内容を週に3回計7週間の期間で行いました（このシリーズは当院での認知症看護を行ううえで必須のため毎年行っています）。

7回シリーズ研修会が終わったころ,「患者さんの身体拘束をなくします」というビジョンをスタッフに伝えました。このときのスタッフの反応は,「転倒したら危ないじゃないですか」「怪我をしたら誰が責任をとるんですか」「業務が時間通りにできません」「そんな危ないことしたくありません」「師長さんは現場のことを何もわかっていない」と身体拘束最小化にネガティブな意見ばかりでした。これまでは個人の責任を問われてきたのでしょう。ケアを患者中心に行うということを教えられなかったのでしょう。認知症患者が自由に動けるということを危険なことと教えられてきたのでしょう。これらの長年培った風土のなかからできあがったシステムを,真っ向から否定し変革しようとする私は,「自分たちの存在を脅かす存在」として映っていたのかもしれません。しかし,私はすでに「変革」を行うという腹を括っていたため,「よし,かかって来い,絶対に負けへんで」という固い決意をもって,日々管理を行っていたのでした。

変化し始めるスタッフ

　ネガティブな反応の多いなか,数人のスタッフが「師長さんの言うことをまずやってみようよ。うまくいくか,いかないかは,それから考えてもいいんじゃない」と発言してくれました。私は「よし,これでうまくいく」とたいへんうれしく思いました。この最初に出てくる数人の意見というのはすごく貴重です。自分たちの仲間から出てきた意見なので,私がたくさんの言葉を用いて説明するよりも説得力があります。
　身体拘束を行っている患者さんのなかから1名の方を選定し,主治医とも相談し身体拘束解除を行い,どういう反応が起こるかを観察しました。その方は入院時,周辺症状により帰宅欲求が強く,制止するとスタッフに暴力を振るうため,身体拘束となった患者さんでした。身体拘束実施中は,「夜間中間覚醒が多く,せん妄も見られる,日中はウトウトしていることが多く,食事や入浴などセルフケア援助も拒否,立位保持困難で自分で立ち上がろうとすると転倒する」などの様子が記

録から読みとれました。身体拘束解除後,「トイレに行きたいと訴えるのでトイレに行き立位で排尿ができた,夜間覚醒することがなくなった,セルフケア援助の際にありがとうと笑ってくれた」など患者さんのポジティブな反応が多く記載されるようになったのです。

　この事例を通じて,スタッフは「ひょっとして私たちは誤ったケアをしていたのかも」と感じるようになりました。その後,毎週,身体拘束見直しカンファレンスを実施し,数人ずつ身体拘束を解除していくことで,スタッフの思いは確信へと変わっていきました。次第に身体拘束を行う患者数が減少することに手応えを感じ,身体拘束を行わないことで生じる業務上の問題を,自分たちで考え解決していく意識が芽生え始めたのでした。患者さんの変化もスタッフを後押しします。身体拘束をなくすことで,スタッフは必然的に患者さんのそばに寄り添うようになります。そうすると,患者さんは,これまでにない様々な反応を見せてくれるようになりました。「いいケアをすれば喜んでくれる,笑ってくれる,ありがとうと感謝してくれる」,この単純かつ明快なコミュニケーションの原理がスタッフを喜ばせ,モチベーションを向上させたのでした。

　もちろん身体拘束最小化と同時に,カンフォータブル・ケア,アクティビティ・ケアを導入したことはいうまでもありません。身体拘束最小化,カンフォータブル・ケア,アクティビティ・ケア,この3つのケア技術を同時に開始し根づかせることが,これまで負のスパイラルから脱却するために必要な要件であるといえるでしょう。

✿「もう戻りたくありません」―身体拘束ありきとの決別

　ここまで身体拘束最小化を進めていく中で,当院で実際に起こったスタッフの変化をお伝えしました。この記述を当院のスタッフが読めば気を悪くするかもしれません。それほど赤裸々に紹介させていただきました。ここで考えてみましょう。当院のスタッフは私が就任する以前は,とてもひどい人間性のスタッフが集まった集団だったのでし

ようか。

　スタッフの名誉のためにも声を大にしてお伝えします。スタッフ1人1人の人間性や資質に，何も問題があるわけではありません。むしろ魅力的で素直になんでも吸収したいと思っている，そんな方たちの集団でした。そのため変革を始めると，カンフォータブル・ケアやアクティビティ・ケアを使いこなせるようになるまでの期間は，想定より早かったという印象です。このように個人の人間性や資質が認知症看護の質を落としているのではなく，知識，技術を知らない「無知」が最大の原因なのです。この事象は当院に限ったことではなく，認知症看護の質があがらない全国の病棟に共通していえることではないでしょうか。

　当院では身体拘束最小化まで約半年で到達できました。この成果は現場を支えてくれた当院のスタッフの成果です。あるスタッフと次のような会話をしました。「身体拘束していたときはもっと楽だったでしょう。自分たちの思い通りにケアができていたんだから。いまは大変でしょう。また元の状態に戻りたい？」と聞くと，スタッフは「嫌ですよ。もう戻りたくありません。ケアの手間はあのころよりいっぱいかかるけど，患者さんが元気になるし，いまのほうが楽しいんです」と笑いながら話してくれました。また，私が師長に就任した当初，「この病棟に自分の両親を入院させたいですか」と尋ねると，「絶対に嫌です。こんなところに入院させません」と怖い顔で語っていたスタッフに，最近同じ質問をしてみました。すると「それもありかなと思いますよ」と笑って話してくれました。スタッフが身体拘束ありきのケアと決別してくれたことを本当にうれしく思います。

身体拘束最小化を行うための管理的視点―組織として取り組む―

　私の行う研修会で身体拘束最小化についてお話をさせていただくと，このような意見が必ず返ってきます。「ぜひ明日から実践してみたいのですが，私の病院では看護師長も看護部長も医師も，『患者さんを転倒

させるくらいなら拘束しておいたほうがいい』というので実践できません」。ごもっともなお話です。本項の冒頭でも述べましたが，私がこれまで認知症看護の質向上に邁進してこれたのは，看護部長が「病棟運営に関するすべての権限を委譲します」という姿勢を示してくださったからにほかありません。また人員配置のほか，アメニティの改善など，様々な面でバックアップをいただきました。このように変革とは病院，看護部，病棟それぞれのビジョンが一致してはじめて行えるものです。そのため，上記にあるような質問を受けたときは，「あなたの責任がとれる範囲をしっかり見極めてください。スタッフであれば，当日受け持った患者さんのなかで，この時間は絶対に目を離さずに観察できる自信があれば，主治医と相談して身体拘束を解除してみてもいいでしょう。主任であれば，チームでかかわるためのシステムを考案するのもいいでしょう。師長であれば，看護部，病院と協議し身体拘束最小化ビジョンを打ち出せばよいでしょう。看護部長であれば，強力なトップダウンにより，身体拘束最小化への取り組みを支持していくことも可能でしょう。大切なことは，自分の職域と職責をよく考え判断し，自分が行える最大限の努力をしてみることです」とお答えしています。

認知症者への身体拘束最小化は，組織のビジョンとなったとき，はじめて効果的かつ有効に機能します。できる限り組織の上位からビジョンを発信し，現場での取り組みをバックアップしていくことができれば，現場のスタッフも混乱しません。その際，身体拘束を行わずにケアできる技術の導入も，同時に行うことを怠らないでください。もし適切な技術の導入がない状態で身体拘束最小化を進めると，現場は大混乱を起こし身体拘束最小化への抵抗感が増す結果となります。

神話からの脱却

認知症で入院される患者のご家族は「病院に入院したのだから一安心。病院で怪我をすることなんかあり得ない。だって専門の看護師さんがついていてくれるのだから」という漠然とした安心感をもたれま

す。一方，病院はそのご家族の思いを受け，「病院に入院している間は怪我をさせてはいけない」という使命感に駆られます。私はこの事象を「過度の安全神話」と呼んでいます。ご存じの通り認知症のいかんにかかわらず，高齢者は身体機能・認知機能の衰えなど正常な老化の範疇であっても，転倒のリスクは青年期よりも高くなります。まして認知症を発症すると，転倒のリスクは格段にあがるのです。その際，転倒のリスクが高いことを理由に身体拘束が行われるのは，「過度の安全神話」に由来するからではないでしょうか。「病院に入院したら転倒しない」と「病院に入院している間は転倒させない」という両者の暗黙の合意が，無用な身体拘束を生んでいるのです。

　私は，この神話から脱却したところから入院生活を始めていただけるように，ご家族に理解を求めることが必要だと考えています。

　当院での取り組みを紹介いたします。精神科における認知症治療の目的は，周辺症状の早期改善です。ご家族にもその趣旨をしっかりご理解いただき，身体拘束が周辺症状の直接的要因になること，周辺症状だけではなく中核症状の進行も早めてしまうこと，また身体機能の低下を早め，歩行や排泄など，今まで自分で行えていたことが，行えなくなる期間を早めてしまうことなどを，ていねいに説明し納得していただくよう努力します。また自由に歩く，動くことは同時に転倒のリスクがあること，転倒すれば骨折や頭蓋内出血など，重篤な外傷の原因になりやすいこともあわせて説明しなければなりません。そして身体拘束を行わないケアのメリット，デメリットについてご家族に十分理解していただき，意見をうかがうようにしています。また迷っておられるときは，デイルームにご案内するようにしています。そこには自由に動くことができ，イキイキと楽しそうに過ごされる患者さんたちがいます。その姿を見て，やはり自由に動いていられるほうがよいという気持ちを後押しすることができるのです。

　最近では次のようなうれしいお言葉をご家族からいただきました。「前に入院していた病院では，拘束されて寝かされっぱなしで，このま

ま終わりなのかなって諦めていましたが，ここでは拘束されないので，すごく元気になって，面会に来るのがうれしいんです」。

このようにご家族が患者さんの様子を見て安心していただけることが，行動制限最小化を進めていく原動力になります。

✿ すべてはマネジャーの手腕に

私がこれまで自部署の組織変革に邁進してきたのは，「看護管理の目的は現場での看護の質を向上すること」という普遍的な大命題を実行し続けるためでした。高品質の認知症看護とは何か，どうすれば実現できるのか，そのための構成要素と現状はどうなっているのか，硬化した組織をどうすれば柔軟化できるかなど，様々な角度から思考し模索しました。もちろん欲を言い出せばきりがありません。今ある環境，人材，限られた予算をいかに有効に使うかということも求められます。

現在管理の任に就かれている方で，スタッフ教育，指導にご苦労されている方は多いと思います。「口を開けば愚痴ばかり，ネガティブな発想しかしない」など，管理者の方がよく口にする言葉です。では，スタッフをよく見てください。疲労困憊していませんか。切迫感に苛まれていませんか。ダラダラと働いていませんか。怖い顔をしていませんか。燃え尽きそうではありませんか。私はいつもスタッフの行動，発言は自分の管理の鏡であり，結果であると肝に銘じてマネジメントを行っています。スタッフが「イキイキ，ハキハキ，ノビノビ，ニコニコ」とした業務態度が実践できるようなマネジメントができたらいいなといつも思っています。そのようにスタッフが働ける環境づくりと仕かけを常に考え実践しています。

管理者の意識のあり方により現場はどうにでも変化していくもの，言い換えれば管理者が変われば現場が変わるのです。いま一度スタッフの言動をよく見てください。問題があるとすれば，それはマネジメントを振り返る材料になるはずです。

変革は精神科病院の内から

　昨今の病床数削減，長期入院患者の退院促進，地域医療の充実など精神科看護の質向上のために，全国的に取り組まれた事象を見ると，ほとんどが保険診療点数による誘導であることは明白です。つまり保険診療点数加算が行われることによってシステム化され，定着していくのです。このような施策による変革は，即効性があり有効なのですが，どこかに抜け道を探そうとしたり，解釈の仕方により実質効力が発揮できないこともあります。

　今回，認知症者への身体拘束についてお伝えしたのは，身体拘束最小化を精神科病院という大きな組織の内部から発信し変革していくことが，必要なことだということをお伝えし，実践に向けた意識を，少しでも全国の精神科看護師のみなさんと共有したいと考えたからです。看護師以外の各種団体が一方的に非を唱えるのではなく，こうすれば変革していくことができる，少しでも取り組みを始めませんかというのが，本書の大きな趣旨です。また，ほかから指摘されるまでもなく，自分たちもわかっているのだ，苦悩しているのだということを発信しなければならないと思います。そのためにカンフォータブル・ケア，アクティビティ・ケアの紹介と，認知症者への行動制限見直しを提唱したのです。人員不足，教育システムの不備，病棟編成の不備などそれぞれの病院で，様々な問題を抱えられていることも承知しております。

　読者のみなさま，ご自分ができること，小さなことでも何かあるはずです。トライしてみてください。そしてよい結果が出たら胸を張って，「こんな結果が出たよ」とまわりの人に伝えてください。その行動が，やがて大きな流れを生み出します。「ヒトは誰しも自分の良心に則って善い行いをしたい」と考える生き物です。善い行いをすることは恥ずかしいことではありません。

　あなたは自分の大切な家族や自分が認知症になって周辺症状を発症

したとき，身体拘束ありきの看護を受けたいですか。それとも自由にイキイキと生活することをサポートされる看護を受けたいですか。「もし自分や自分の家族が」という視点を常にもつこと，その視点から看護を構築することが，いま求められている認知症看護ではないかと考えています。

Comfortable

part 4
家族ケア

カンフォータブル・ケアは認知症者へのかかわりの手法ですが，認知症者を身近にもつ家族に対して適切なケアを提供し，家族の抱えるストレスや葛藤を緩和することは，認知症者を取り巻く「不快刺激」の軽減にもつながります。こうした意味で，家族へのケアは認知症ケアにおいて欠かすことができない側面です。

認知症ケアに欠かせない家族ケア

家族ケアについて

　　認知症者が増加する一方で，認知症者の家族も同様に増加していきます。しかし，認知症当事者への支援は行政，民間を問わず，幅広く多岐にわたり行われている印象ですが，認知症者の家族ケアはまだまだ十分であるとはいいがたい現状です。

　　part4では認知症者の家族ケアについて，認知症者の家族の特徴や葛藤の現れ方を踏まえてお伝えしていきます。

認知症家族のたどる心理的ステップの特徴

　　大切な家族が認知症を発症すると，その周囲にいる家族に様々な混乱や葛藤が襲いかかります。私たちケアを行う者は，その混乱や葛藤の変化に対し常に客観的に評価し，ケアを焦点化していくことが大切です。「認知症家族のたどる心理ステップの特徴」は家族ケアを行う際に身につけておくとおおいに役に立つ知識です。

1）第1ステップ

- 驚嘆：まさかそんなはずはない
- 否定：病気であることが納得できない

　　認知症症状に気づいて医療機関を受診する時期です。医療者から認知症であると告げられ，疾患の状態や治療法などの説明を受けても，家族は「あ〜，やっぱり」と納得する反面，「そんなわけないでしょう。ひょっとして認知症と違うんじゃないの」と否定的感情が湧き，直視することが困難になります。この状況で強制的な説明や情報の提供はあまり意味をなさず，医療者に対する不信感を抱かせ，その後の支援に

支障をきたすおそれがあります。

　第1ステップであると評価したら，家族が最初期に受けるショックをできる限り和らげなくてはなりません。そのためには家族の思いについて時間をかけてしっかりと聞くこと，つまり「傾聴的態度で共感を示す」ことです。そして「自分たちはいつでもお役に立てますよ。頼ってもいいんですよ」というメッセージを発信することです。そうすることで，家族が認知症であるという告知を受けた最初期の不安，葛藤を緩和していくことができます。また，疾患理解を進めるためにタイミングをはかりながら，疾患について，わかりやすく説明した資料を提示し，患者さんの症状と照らしあわせながら，説明することも効果的です。

2) 第2ステップ

- 混乱：症状に振り回され精神的・身体的に疲労困憊する
- 怒り，拒絶，抑うつ：苦労しても理解してもらえないことを腹立たしく思う

　認知症に対する外来治療が始まり，安定と進行をくり返すうちに，やがて認知症に伴う心理，行動の異常，つまり周辺症状が始まります。この時期は在宅介護を様々な社会資源を活用しながら行っていることが多く，家族は患者さんの直接介護者なのです。この時期の家族は「病気である」と認めながらも，一方では患者さんの様々な言動に対し納得ができず，誰にもぶつけることのできない不安，不満，怒り，やるせなさを抱え，大きなストレスを感じています。そのため，「睡眠障害，食欲低下，集中力低下，うつ感情の自覚」など，抑うつ症状が見られる家族もおられます。

　「病気だから仕方ないと頭では理解しているのですが，ついつい腹が立ってくるんです」と倫理的対応と現実的対応の狭間に落ち込み，その不一致に悩みます。看護者は「すべての家族が経験する悩みである」との前提に立ったうえで傾聴，共感を進めます。「この思いは自分だけが

感じているのではなく，認知症の介護をなさる多くの方がおもちになる葛藤ですよ」ということを伝え，慰めます。そして患者さんとの距離を適切に保つこと，自分の時間や楽しみをもつために，介護サービスをうまく活用することなど，具体的なアドバイスを行います。家族会の紹介を行い，同じように葛藤している仲間を見つける，すでに介護を卒業された方の実経験をもとにしたアドバイスを受けることも，この時期には有効です。

　患者さんの直接介護を行っておられる家族は「私が無力だから……」と自責感にとらわれ，「なんで自分ばかりこんな目にあうの」「いくらがんばっても誰もわかってくれない」と他罰的な感情にも陥り，もっとも不安定な時期であるといえます。そのため，直接介護を行っている方がほかの家族から孤立してしまうと，虐待や無理心中など，最悪の事態に至ることもあります。第2ステップであると評価した場合は，まず家族を孤立させないための介入が必要です。

3) 第3ステップ

- あきらめ：怒ったりイライラしても仕方ないと気づく
- 開き直り：なるようにしかならないと開き直り，自分で自分を褒める
- 適応：ありのままを受け入れ，介護に前向きになる

　「あきらめ・開き直り」という言葉は，一般的にネガティブな表現として用いられることが多いのですが，ここでは「なるようにしかならない」という境地に達することを示し，ポジティブな表現として用いています。この時期の家族の心理状態は，思考と感情の不一致が徐々になくなり，現実を受け入れることができるようになります。

　この時期には，家族が認知症介護に主体的にかかわっている実感と，介護技術が向上したという自信がもてるような働きかけを行うことです。病院や施設であれば，家族と一緒に日常生活援助を行うためのプラン，体制づくりを行ってもよいでしょう。在宅であれば患者さん，

家族がより快適に過ごすための工夫を，支援者が一緒に考えることができます。そして，家族と一緒に振り返る機会をもつことも大切です。第2ステップを経験された家族であれば，今の安定した感情と行動を自覚することで，自信を深めさらに介護に対するモチベーションが向上します。

また，このステップまでくると家族は心理的余裕ができ，これから起こる変化の予測や対応について，考えることができるようになります。認知症疾患が進行していく過程を理解するための心理教育を行い，やがて訪れるであろう「摂食不能，臥褥状態，看取り」などに対して予測的に対応する準備を進めることも大切です。

4) 第4ステップ

- 理解：認知症の発症機序，病態，生活支援について理解を深めることにより，認知症に伴う言動の変化を問題だととらえなくなり，患者さんに対する愛着が増す

認知症という診断を受け，次第に進行するなかで，家族はその症状に振り回され，「家族関係の崩壊」が起こります。第2ステップでは「もういなくなればいいのに」「昔のやさしかった父はもういません」などの心情を，赤裸々に語っていただける家族もおられます。家族にとって予測不能の出来事が連続することにより，患者さん本人を憎んだり，疎んだりする感情に支配され，本来の家族としての情緒的交流がもてなくなることが，「家族関係の崩壊」を意味します。

第3ステップを乗り越えると，家族は比較的穏やかな心理状態を迎え，「大切な家族」という視点がもてるようになります。この時期は，いったん崩壊した，または崩壊しかけた家族関係を再構築することが課題です。

認知症は疾患の進行過程において，患者さんが本来もっていた「その人らしさ」を喪失していきます。例えば，認知症を発症する前は，怒ったところを見たことがないというくらい柔和で温厚な方が，認知症発

症後,人が変わったように短気で怒りっぽくなることは「人格変化」として知られています。このような状況にあっても「あの言い回し,お父さんらしいよね」と健常であったころのその人らしさを見出せるようになり,認容できるようになります。患者さんをもう一度「大切な家族の一員」であるという気持ちで迎え入れるようになることで,「家族関係の再構築化」が進むのです。

5) 第5ステップ

- 受容：介護を継続してきた経験が自分の人生のなかで意味あるものに位置づけられていく

　この段階に進むと家族は介護を行うことを「自分の人生のなかで意味ある出来事」として位置づけることが可能になります。つまり,苦労を乗り越えて介護を継続した満足感と,介護のエキスパートとしての自負をもち,家族会などでリーダー的役割を果たせるようになります。「同じように困っている人の役に立ちたい」という思いをもち,社会的役割に応えていけるように介入していくことが大切です。

　この時期にある多くの家族は,すでに認知症介護をご卒業された方が多く,現役で介護をなさっておられる方でこの段階にいたる方はまれではないでしょうか。しかし,この段階に進まれた方の助言,支援なくして認知症家族ケアは成立しないと考えています。家族会や地域ボランティアでのご活躍を,今後さらに期待したいと思います。

　ここまで認知症家族のたどる心理的ステップについてお伝えしました。この5段階は「ステップが低いから悪い,ステップが高いからよい」という評価基準ではありません。認知症者の家族がこの5つの階段を進んでいけるようにサポートするための知識なのです。

　また,この5段階は行きつ戻りつしながら進んでいきます。「第3ステップにきたからもう大丈夫」ではなく,「また何かストレスフルな状況になれば第2ステップに戻ることもある」と考えておく必要がありま

す。

🌸 家族の感情表出

　認知症者の介護をなさっている家族と面接すると，様々な感情を表出されます。その感情をいかにケアしていくかが，家族ケアの課題となります。ここからは，認知症者の家族が表出する様々な感情について解説するとともに，感情をケアするための方法についてお伝えします。

1) 批判と敵意の表出

【言動】
- 「もう顔も見たくない」
- 「あいつ，こいつ」など蔑んだ呼称
- 「○○された。△△のせいで」など他罰的で被害的な発言

【表情と態度】
- 怒り，困惑，冷淡
- 疲労感，他人事のように淡々としている
- 熱弁をふるう

2) 感情的巻き込まれ

【言動】
- 「こんなところに入院させてかわいそう」
- 「私が悪いんです」
- 「この人を殺して私も死にたいです」
- 「死んだほうがこの人も幸せだと思います」
- 「最近眠れない。食欲がない。いつも気分がイライラしたり落ち込んだりする」

【表情と態度】
- 悲しみ，無表情，冷淡，こわばり，暗い表情

- 悲哀感，徒労感，罪責感，抑うつ感，緊張感，反応が乏しい

3) 温かみや肯定的な表現

【言動】
- 「あいつ，こいつ，このヒト」から「父，母，お父さん，お母さん」など本来の呼称に戻る
- 「○○ができるようになったんですね」
- 「△△らしい言い方ですね」

【表情と態度】
- 笑顔，微笑み
- リラックス，安心感，愛情，やさしさ

　家族の感情表出の中で「批判，敵意，感情的巻き込まれ」の表出は，家族の危機的状況を示しており，「家族関係の崩壊」のシグナルでもあります。また「批判，敵意，感情的巻き込まれ」のネガティブな感情表出から「温かみ，肯定的」のポジティブな感情表出に変化することは「家族関係の再構築」における第一歩といえるでしょう。

家族の危機的感情表出に対するケア

　このように認知症者の家族は様々な感情を表出されます。その感情を受け止めた私たち看護者の果たす役割は大きく，感情表出に対し，タイムリーにケアを行う必要があります。時に多くの時間を費やさねばならないこともありますが，ここが認知症者の家族ケアでいちばん重要です。では，家族が危機的感情表出を行った場合の基本となる姿勢についてお伝えします。

1) 批判的にならない

　家族の感情表出が危機的である場合，ケア者はつい批判的な目を家族に向けてしまいがちです。その看護者の抱いた感情が表情や態度に

出てしまうと，家族は深く傷つき看護者を信頼しなくなります。「こんなこと，ここで話すんじゃなかった」と後悔し，今後一切感情表出をしないでしょう。この事象は現場でよく見られる家族ケアにおけるミスケアです。家族はどんなにつらかったか，苦しかったか，疲れたかを誰かに聞いてほしいものです。その表現の仕方のなかに，患者さん本人に対する他罰や，自分自身への自責が含まれていても，「この家族はこんなに傷ついているんだ」という理解を最優先させなければなりません。

そのためには，危機的感情表出が始まったと感じたら，ゆっくりとその話をさせてあげてください。決して遮らないこと，看護者の主観を交えないこと，共感の相槌を随所で入れることが重要です。この面接態度を「受容，共感」といいます。「そうですね。わかりますよ。たいへんでしたね。お疲れになったでしょう」。かける言葉はそのときの状況により変化しますが，表現と態度は「やさしく労い，わかろうと努力する」ことです。

時に家族にカタルシス（感情吐露：極度の緊張から解放され感情があふれ出てしまう状態。大きな声を上げて泣き出すことが多い）が起こることもあります。そのときは，慌てず，その感情もすべて吐き出させてあげましょう。カタルシスが起こるということは看護者に心を開き，信頼を示したということです。カタルシスはラポール（職業的信頼関係）を構築する大きな機会です。

家族の感情表出が危機的であることは，決して悪いことではなく，むしろ精神科に入院に至る時期の患者さんを介護する家族には多かれ少なかれ，この傾向があるという認識をもつことが大切です。そして，危機的感情表出ができたことを評価し，ケアの対象として私たち看護者が認識するよい機会なのです。

2）客観性を保ちながら，危機的感情表出を行った原因を考察する

家族が危機的感情表出を始めると，看護者はその感情表出に対しな

んらかの「感情的巻き込まれ」が生じ，その後の家族ケアに支障をきたすことがあります。例えば，「あの家族はなんてひどい人なの。患者さんは病気なのに，まるで人格そのものを否定してる。私あの家族嫌い」「あの家族本当にかわいそうよね。話を聞いてるだけで一緒に泣いちゃった。今度来られたときちゃんと話を聞けるかしら」という状況です。

家族に対し傾聴，共感を示すことと，客観性をもたずに同調や反発の感情を抱くことは，真逆の心理状況であり「客観性に欠けている状態」です。まず，家族の訴えに全力で耳を傾けながら同時に「なぜこのような状況に家族は陥ったのだろう」とアセスメントを行うことで客観性を保つことは可能になります。

危機的感情表出の原因

以下に，家族が危機的感情表出を行う原因をいくつかご紹介していきます。看護者はこれらの原因を見極め，適切なケアを行う必要があります。

1) 家族の知識不足

認知症という疾患が様々なメディアで取り上げられるようになり，国民の認知症に関する関心は向上しています。インターネットで検索すれば多くの情報が簡単に得られます。書店に行けば認知症コーナーが設けられるほどです。私たち現場の看護者より知識豊富な家族も存在します。

その一方で情報，知識に乏しい家族が存在します。そのような家族は，いま自分の家族に何が起こっているかを冷静に判断することは困難で，自分の家族に起こっていることを特別なことだと感じてしまいやすいのです。特に，症状が特異的で人格水準の低下，言語機能が早くから障害され，行動の異常が際立ちやすい前頭側頭葉型認知症の家族にこの傾向は見られます。

このように疾患に対する知識不足が，危機的感情表出の原因である

と推察された場合は，タイミングをはかりながら，認知症疾患について知識の提供を行います。その際はわかりやすいパンフレットを用意し，患者さんの症状と照らしあわせながら行うとよいでしょう。例えば，前頭側頭葉型認知症の知識を提供する際に「ここにgoing-my-way症候群について書かれています。ご主人のこれまでの行動の変化で自分本位の行動に変化してきたことはなかったですか」とお聞きすると，ほとんどの場合，思いあたることを話していただけます。

　このように，疾患による症状から起こった言動であることを理解できれば，患者さんに対する感情の処理が変わってきます。このケアは1つ1つ，ていねいにわかりやすく言葉を選んでください。また一度で理解が難しい場合は二度三度，何度でもくり返し行う必要があります。まず，家族が疾患を理解するサポートから家族ケアは始まります。

2) 感情的巻き込まれ

　感情的巻き込まれが生じている家族は，患者さんに対し冷静で効果的なかかわりができず，かえって患者さんの自尊心を傷つけてしまったり，周辺症状につながるようなかかわり方をしがちです。感情的巻き込まれを起こしている家族の特徴は，まず極度に疲労していることがあげられます。認知症介護に奮闘した結果，自分の時間ももてず，患者さんと1日中向きあい，身体的にも精神的にも追い詰められ，疲れ果てた状態で病院にたどりつかれます。

　ここで私たちは，一度にたくさんのケアを行おうとしてはいけません。家族の疲労を感じたら，まず家族が回復するようにサポートしましょう。私は家族に次のように声をかけるよう心がけています。「たいへんでしたね。患者さんは私たちがお預かりしますのでゆっくり休憩なさってください。ゆっくりお風呂に浸かって，おいしいものを食べて，ぐっすり眠ってください。家族が健康でいることが患者さんにとっていちばんよろこばしいことですよ。気持ちが落ちついたらお顔を見せてあげてくださいね」。

家族はこの言葉を聞くと安堵の表情を浮かべます。家族が患者さんと再度向かいあうためには，相当のエネルギーを要するでしょう。そのための準備を，家族が行えるようにサポートすることが大切です。

3) 家族の経験不足

前述の通り，現代社会では認知症に関する情報を得ようと思えば，比較的簡単に情報を手にすることができます。しかし，現場で出会う家族の多くは，その知識をうまく活用できていないのです。「知識は豊富にある，しかしケアの実践が伴わない」，このような場合，家族は上手に介護できない自分を責めたり，患者さんにつらくあたったりします。そして心理的葛藤が生じるのです。この傾向は，最近著しく情報量が増えたレビー小体型認知症の家族に見られます。

このような家族には，知識と経験の統合をサポートする必要があります。私たち看護者がインストラクターになって，実際のケア場面を見ていただくのです。その後，看護者が見守りながらケアの実践を家族に促すとよいでしょう。その際は，患者さんの個別性も踏まえて，どうすればうまくできるか，ポイントを簡潔に伝えることが重要です。そして必ず振り返りを行いましょう。これまでどうして上手にできなかったのか，どうすれば上手になるのかをしっかりと伝えることです。

そして重要なこととして，努力されたことに関して，最大限ほめてさしあげることです。そのうえで，食事介助，排泄介助，周辺症状への対応など，様々な場面を家族と共有し，家族の経験値を増し，より上手にケアが行えるようサポートが必要です。

4) 支援者の不在

認知症介護は家族単体で完結させることは困難です。家族単体で完結させようとすると，様々な綻びが生じてしまい，悲しい事件，事故（無理心中や虐待）につながることもあるでしょう。多くの家族から「自分も同じような事件を起こしてもおかしくなかった。事件を起こされた

方の心情は共感できます」と語られました。それほど認知症介護は家族自身も，社会的孤立を知らず知らずのうちに起こしてしまうのです。

　そうならないために，家族面接の際，患者さんの支援ネットワークについての情報をお聞きすることをお勧めします。面接に立ち会われた方以外に直接・間接を問わず，介護にたずさわれる方が親族にどのくらいいるか，困ったときに話を聞いてくれる友人や，手を貸してくれる人が近くにいるか，などの情報を聞き出します。家族に自分以外に支援者がいないという場合は，孤立するリスクは高いでしょう。

　家族の孤立が考えられる場合，まず看護者が支援者としての機能を代行することです。いわゆる「老老介護」と呼ばれる高齢配偶者が介護者の主体になっている場合，具体的に何に困って，どこにSOSを発信すればよいのかわからない方もおられます。経済的困窮もあるでしょう。心理的葛藤もあるでしょう。誰にもSOSを出すことができなければその家族は破綻します。まず看護者が第一の支援者になり，問題の整理とメンタルケアを行うことです。必要であればその支援ネットワークを拡大し，多職種連携の基盤にしていくのです。

　また私たち看護者は家族にとって「愚痴を言う」存在となる必要があるでしょう。愚痴ははしたない行為だと思われがちですが，愚痴を言うことによってストレスを緩和し前向きになることもあるのです。支援者不在の家族は，この「愚痴を言う」といういちばん単純なストレス解消法すら行えない可能性があります。家族から愚痴のような発言が聞かれたら，しっかり最後まで聞き，うまく前向きになれるような返答を行います。「いつでも話は聞きますよ」という姿勢を常に家族に示すことが何よりも重要なのです。

おわりに

読者のみなさまにメッセージ

　本書のもとになった雑誌『精神科看護』での連載を通じて，多方面からの講演依頼をいただくようになりました。その際，「カンフォータブル・ケアの資格はどうすればいただけるんですか」「カンフォータブル・ケアの団体みたいなものはないんですか」「病院に戻って今日の講義をスタッフに伝えても構いませんか」など，カンフォータブル・ケアをどのように取り扱えばよいかという質問をされる方が多いのです。

　本書を最後までお読みいただいた読者のみなさまに，カンフォータブル・ケアの提唱者として，カンフォータブル・ケアがみなさまのもとでどのように展開されていくことを望むかということを，お伝えします。

🌸 カンフォータブル・ケアは認知症ケア現場から生まれた

燃え尽きそうなスタッフたち

　まず，カンフォータブル・ケアが誕生した経緯についてお話します。

　私が精神科看護を生業とするようになり，四半世紀が経過しました。その間，精神科看護は多くの過ちと反省のもとに変化をくり返してきました。

　約10年前，病棟管理の職に就きました。その際担当したのが認知症病棟だったのです。そこで私は精神科認知症病棟の現実を目のあたりにしました。そのなかで，特に私の心を大きく掻き乱したものは，現場で働くスタッフの表情，言動，態度でした。私が就任直後，あるスタッフがこのように話してくれました。「師長さん，この病棟最悪ですよ。自分はこの病棟に配属されて大損しました。患者はいうこと聞いてくれないし，すぐ怒るし，叩かれたり，つねられたり日常茶飯事ですよ。排泄，食事，入浴も全員ほぼ全介助で，手間ばかりかかる。やってもやっても仕事は終わらない。やりがいなんかありませんから」。このスタッフは私が主任時代一緒に働いた，とても芯の強い，モチベーションの高いスタッフでした。私より半年早く認知症病棟に移動になったのですが，この半年の間に起きた彼の変化に私は驚きました。そして，

ほかのスタッフとも面談を重ねるうちに，認知症病棟の抱える様々な問題が見えてきました。その中で最も大きな気づきは「スタッフはいまにも燃え尽きそうだ。この状況では何も看護は発展しない」ということでした。私の認知症病棟師長としての出発は，今にも燃え尽きそうなスタッフと一緒の，決して順風満帆とはいえない船出だったのです。

スタッフを再生すること

「今にも燃え尽きそうなスタッフ」「不適切な対応をくり返すスタッフ」を前にして，なぜこのような状況が起こっているのかを考えました。まず私は，「スタッフに生来性の悪人はいない」という大前提に立つことを決めました。スタッフのくり返す不適切な対応は，知識，技術，倫理観，社会性という認知症ケアの専門性が欠如していることが原因だという結論に達したからです。いうなればスタッフは，何も武器を持たない無防備な状態で，大きな障壁に立ち向かい，傷ついていたのです。私は「このスタッフたちに，立ち向かえるだけの武器を持たせてあげたい。そうすればこのスタッフたちは，また自信とやりがいを取り戻してくれ，認知症の方にいいケアを行ってくれるはず」と考えました。

この時点で私自身も認知症ケアについては不勉強であり，まず自分が学習することから始めました。まだ当時はユマニチュード，バリデーション・ケアは日本には紹介されておらず，唯一介護教育で取り入れられていたパーソン・センタード・ケアは文献を読んでもしっくりきませんでした。つまり，誰も正しい認知症ケアのあり方についてまとめられていなかったのでした（個別の症例報告は散見された）。

それならば，自分でケア技術を考案していくしかないと考え，認知症疾患，中核症状，周辺症状の成因などさらに学習の幅を広げました。その中で，大脳皮質と辺縁系の機能について学習したことで，「快刺激に着目すること」が最も効果的な認知症ケアにつながると確信しました。そして，現場で1つずつスタッフとともに検証を行い，手応えをつかみました。周辺症状で怒りの感情があらわになっている患者さんの前に座り，15分間満面の笑顔を向けるということをしたこともあります。スタッフは「ほっぺの筋肉がつってきます」と言いながらも，患者さんが笑顔を取り戻される過程に一喜一憂していました。時には，スタッフと大激論を交わしたこともあ

ります。敬語を使うことに難色を示したスタッフがいたので，そのスタッフの意見をみんなで聞きました。議論は2時間に及びましたが，みな真剣に話し合いました。

　こうして，現場で揉みに揉まれて本当に使えるもの，シンプルでわかりやすい表現を心がけ，カンフォータブル・ケアはつくられました。私の役割は「こっちの道を進むんだよ」と大きく旗を振ること，スタッフが実践することをしっかりと見守ることでした。認知症基礎学習会と並行してカンフォータブル・ケアの構築を進めていくと，スタッフが変化してきました。就任当初，いつもイライラし，覇気がなく，表情の乏しかったスタッフたちが「イキイキ，ハキハキ，ノビノビ，ニコニコ」という病棟スローガンに掲げた業務態度に次第に近づいてきたのです。

　このように，カンフォータブル・ケアは私が1人で考案した技術ではなく，西宮市の前任地，札幌市の現任地のスタッフたちが，時に涙を流し，時に議論を交わしながら生み出し，育んでくれたケア技術なのです。

🌸 カンフォータブル・ケアのめざすもの

カンフォータブル・ケアの広がり

　カンフォータブル・ケアは当初，自部署のケアが発展するための技術として考案しました。率直にいえば，自部署のケアの質が向上すれば，それでいいと思っていました。その想定していた結果は，早晩果たされることとなりました。そうすると，認知症ケアに苦慮している病院や，施設の方が相談に来られるようになり，お話をさせていただく機会を得ました。ただ，私は精神科認定看護師でもなければ，精神看護専門看護師でもありません。一介の認知症病棟師長という肩書以外はもっておりません。しかし，現場でケアの質を高めたいというニーズが存在し，その解決にカンフォータブル・ケアが役に立つのであれば，このケアを知っていただくための活動を行う意味はあるのではないか，と考えるようになりました。

　看護，介護など認知症の方とのかかわりに苦慮なされている方が，カンフォータブル・ケアの存在を知り実践することで，日本の認知症ケアが目覚ましく発展していくことになれば素敵なことだと思います。そのために，カンフォータブル・ケアの存在を様々な職種の方に認知していただくことも重要です。

　自部署のケアの質の向上として始まったカンフォータブル・ケアが，認知症ケア

全体の質の向上につながるとは思ってもいませんでした。しかし，時代は認知症ケアの見直しを求めています。これからはカンフォータブル・ケアがみなさんの現場で磨かれ，より輝きを放つときなのでしょう。私の病棟が経験したような変革の波を，全国で起こしていけると信じています。

　ユマニチュード，バリデーション・ケア，パーソン・センタード・ケアなどと同様に，私は日本の認知症看護の現場で培ったカンフォータブル・ケアが認識されるようになるための努力を今後も続けていく所存です。これには読者のみなさまのご協力も必要不可欠です。本書でお伝えした技術を実際に行ってみること，変化を素直によろこぶこと，成果をほかの人に伝えること。この小さな積み重ねが輪になり，大きな広がりになればいいなと思っています。一時のブームではなく，今後10数年続くであろう高齢化社会のスタンダードケアになれるような，実践を伴った広がりを期待しております。

　私のいちばんの強みは，自分で考案したカンフォータブル・ケアを実践している場を，自分が管理しているということにつきます。カンフォータブル・ケアは一見すると，「あたりまえのきれいごとに見える」という意見をいただくことがあります。しかし，それを現場レベルで継続していくことは，考えているよりも困難なことなのです。私は現場を指揮していることで，この方法に間違いはないと，自信をもってみなさまにお伝えすることができます。

　これまでにいくつもの病院，施設の方が見学，実習に来られました。そこでスタッフが行うカンフォータブル・ケアの実践に触れて，はじめて，「こういうことなんだ」と理解が深まります。当院のスタッフも，はじめからカンフォータブル・ケアができていたわけではありません。少しずつ，例えるなら毎日ティッシュペーパー1枚分の努力と進歩を重ねて，ここまで来たのです。私がカンフォータブル・ケアのノウハウをお伝えすることができるのは，常に実践し成果を出してくれるスタッフがいるからです。

　「うちの病院はあなたの病院とは違うから」こうお話される方もおられます。ご苦労なさる点については，すべて理解しております。私もその苦労を乗り越えてきました。できない理由は考えればいくらでも出てくるものです。しかしその理由を盾に「やらない」のであれば，何も変化は起こりません。「当院がモデルになる」という

のは，おこがましいかもしれませんが，様々な障壁を乗り越えて現場をつくってきたスタッフが実際に存在します。私は全国どこででも，このムーブメントは起こせるものと信じています。

カンフォータブル・ケアは現場の皆さんのもの

　冒頭の話に戻ります。カンフォータブル・ケアの考案，提唱は私が行いましたが，その使用については個々の責任に委ねたいと思います。本書で，いま現在私のもっている知識，技術はほぼお伝えしました。ここからはみなさまが参考にしたり，若干のアレンジを加えたりしながら，自分の現場に適したカンフォータブル・ケアを構築していただけたらと思います。したがって，セミナーや研修による認定制度も，団体への所属の強制もありません。ただ，私が提唱している認知症ケアの概念から逸脱しなければそれでよいと思います。

　カンフォータブル・ケアは，認知症の方にかかわるすべての現場で悪戦苦闘しているみなさんのためのものです。私の拙い文章を読んでいただき，お話を聞いていただき実践されたことは，すべてカンフォータブル・ケアなのです。現在カンフォータブル・ケアは10項目で構成しておりますが，みなさまが実践されるなかで11項目目，12項目目を発見，開発していくことも素晴らしいことだと思います。

　本書の読者の方で，私から直接カンフォータブル・ケアの話を聞きたいと思われた方はどうぞご連絡ください。状況の許す範囲で対応させていただきたいと思います。また，すでに研修を受けられた方のなかで「伝える役割」をお持ちの方は，ご自分の言葉でカンフォータブル・ケアを語ってください。カンフォータブル・ケアは実践重視のケア技術ですので，ご自分の実践と成果も交えてお話しいただけることを望みます。その際，出典は私が執筆したものであることを明示していただけると幸いです。

　精神科，認知症ケアを取り巻く状況は刻一刻と変化しています。しかし，そのなかでも変わらないものがケアの本質として残ってくるでしょう。その本質とは「自分や自分の大切な家族が認知症になったとき，あなたはどんなケアを受けたいですか」という根源的な問いかけに集約されます。その本質を外さなければどんな激動の時代でも，カンフォータブル・ケアは生き続けるでしょう。

今回，本書執筆にあたり，ご協力いただきました多くのみなさまに感謝いたします。最後までご愛読いただきました読者のみなさまに感謝いたします。そして，全国にカンフォータブル・ケアの仲間ができたことを感謝いたします。本当にありがとうございました。これからの認知症ケアの発展はみなさまの実践にかかっております。「認知症になり日本に生まれた不幸」といわれる時代です。早く「日本に生まれた幸せ」といわれる時代を，みんなでつくっていきましょう。

★

　私が精神科における認知症看護に邁進する基盤と，看護師として生きていくための基盤を授けていただきました大塚恒子先生に感謝いたします。
　私が自由に活動できる環境を保証していただき，いつも温かく見守ってくださる齋藤香奈恵様に感謝いたします。
　妻であり最大の理解者であり同志である南香織に感謝いたします。

　カンフォータブル・ケアをともに生み育て磨いてくれたすべての方々に感謝いたします。

2018年　8月吉日　南　敦司

カンフォータブル・ケアで変わる認知症看護

2018年 9 月29日　第 1 版第 1 刷発行
2023年 6 月30日　第 1 版第 3 刷発行

著　者　南　敦司
発行者　水野慶三
発行所　株式会社精神看護出版
　　　　〒140-0001　東京都品川区北品川 1-13-10
　　　　ストークビル北品川 5F
　　　　TEL 03-5715-3545　　FAX 03-5715-3546

印　刷　山浦印刷株式会社
表紙・本文デザイン　浅井　健　　本文イラスト　イオジン・小牧容子

Printed in Japan　ISBN978-4-86294-061-2 C3047　　©2018　精神看護出版

● 落丁本／乱丁本はお取り替えいたします。
● 本書内容の無断複写は著作権法上での例外を除き禁じられています。
● 本書に掲載された著作物の複製・翻訳・上映・譲渡・公衆送信（データベースへの取込および送信可能化権を含む）に関する許諾権は、小社が保有しています。

好評既刊

- **他科に誇れる精神科看護の専門技術**
  メンタルステータスイグザミネーション Vol.2
  武藤教志 編著
  A5判　580頁　定価(本体価格4,000円+税)ISBN978-4-86294-059-9　2018年6月刊行

- **他科に誇れる精神科看護の専門技術**
  メンタルステータスイグザミネーション Vol.1
  武藤教志 編著
  A5判　400頁　定価(本体価格3,000円+税)ISBN978-4-86294-058-2　2017年12月刊行

- **WRAP®を始める！―精神科看護師とのWRAP®入門**
  【WRAP（元気回復行動プラン）編】
  増川ねてる・藤田茂治 編著
  A5判　296頁　定価(本体価格2,000円+税)ISBN978-4-86294-060-5　2018年6月刊行

- **WRAP®を始める！―精神科看護師とのWRAP®入門**
  【リカバリーのキーコンセプトと元気に役立つ道具箱編】
  増川ねてる・藤田茂治 編著
  A5判　256頁　定価(本体価格2,000円+税)ISBN978-4-86294-057-5　2016年7月刊行

- **実習が楽になる！　実習指導者サポートブック**【精神看護学実習版】
  渡辺尚子・中村博文 編著
  B6判変型　168頁　定価(本体価格1,800円+税)ISBN978-4-86294-054-4　2015年6月刊行

- **必携！精神看護学実習ポケットブック 増補版**
  野中浩幸・乾 富士男・心光世津子 編著
  B6判変型　240頁　定価(本体価格1,800円+税)ISBN978-4-86294-052-0　2014年9月刊行

- **老年精神医学 高齢患者の特徴を踏まえてケースに臨む**
  一般財団法人仁明会精神衛生研究所 監修　大塚恒子 総編集
  B5判　216頁　定価(本体価格2,400円+税)ISBN978-4-86294-049-0　2013年8月刊行

- **精神科看護らしい口腔ケアへの探求**
  髙橋清美・戸原 玄・寺尾 岳 編著
  B5判　176頁　定価(本体価格2,400円+税)ISBN978-4-86294-030-8　2010年12月刊行

精神保健医療福祉の専門出版社
精神看護出版

〒140-0001　東京都品川区北品川 1-13-10　ストークビル北品川 5F
tel:03-5715-3545　◆ fax:03-5715-3546
http://www.seishinkango.co.jp/